ちゃうねん。
そうじゃないねん。
目がうまく使えてなかっただけやねん！

便利な現代を生きる
子どもの環境は過酷
けれど子どもの可能性は無限大！
長年に渡り現場で指導を行う
ビジョントレーナーの
生の声をお届けします！

一般社団法人メンタルウェルネストレーニング協会
ビジョントレーニング推進委員会　委員長
岸　浩児

はじめに

私は、現場で指導しているトレーナーです。そんな自分が本を出版するなど、まったく考えたこともありませんでした。

ただし、私の講座を受講された方から、出版に関するご要望をいただく機会が多かったので、「何か形にした方が良いのかな?」とボンヤリ考えていたことは事実です。また、私としても、ビジョントレーニングの意義を、もっと多くの方に知ってもらいたいという思いがあったため、この度の執筆を引き受けることに決めました。

本書の主題である**ビジョントレーニングは、とてもシンプルなトレーニングですが、それでいながら無限の可能性がある**と感じています。しかし、その可能性を追求するには、理屈を学ぶだけではなく、トレーニングの実践が不可欠です。本書では、その辺りのことを徹底的に分かりやすくお伝えしようと思います。

私が委員長を務めるビジョントレーニング推進委員会のメンバーは、長年に渡り、現場で指導してきたトレーナーばかりです。そのメンバーと、意見を交換したり事例を共有したりしながら日々活動しているため、**学問的というよりは実践的**であり、「どうすれば結果に結び付けてもらえるか？」に主眼を置いています。そうした経験談も、本書を通じて読者の皆さまにお伝えしようと思います。

本書の内容が、老若男女を問わず、多くの方の健全な発達や成長に繋がるとすれば、それに勝る喜びはありません。ぜひ、楽しみながら読み進めてください。

令和三年四月一日

岸　浩児

目次

1　ビジョントレーニングとはどんなトレーニング?

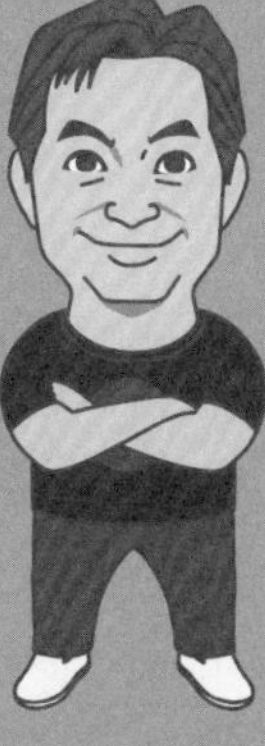

一般的なビジョントレーニングの概念は、「**外部から入力された刺激や情報を、脳で認知～判断し、どう正しく出力するか？ というサイクルをトレーニングすること**」と捉えられています。

ですから、目だけのトレーニングでは決してないのです。

もちろん、目はデリケートな入力装置ですから、そこを調整するウェイトは大きくなりますが、目の機能と併せて、思考や身体の動きも含めた「総合的なトレーニング」がビジョントレーニングであると言えます。

また、それらは「先天的に備わっているもの」ではなく、「**学んで身につけていくもの**」であり、だからこそ、**社会の在り方や生活環境などが大きく影響している**というのも、とても大事なポイントです。

☆「視力」と「視覚（ビジョン）」には大きな違いがある

人は、外部からの情報（刺激）の8割以上を目に依存しています。

それは、単純に「見る・見える」ということではありません。情報(刺激)を色々な観点から「分析・理解する」ために、効率よく目を働かせ、距離や大きさ等の感覚を得ながら、必要な情報(刺激)を正確に取り入れることができる感覚を、視覚(ビジョン)と呼びます。

そして、そのための総合的な感覚機能トレーニングを、ビジョントレーニングと呼ぶのです。

目の三つの機能

1 感覚機能

- 静止視力 ………… 以下の各能力の基礎になる能力
- コントラスト感度 ‥ 色の明るさのわずかなちがいを見分ける能力
- 光感度 …………… 明暗の中で視力を発揮する能力 等

2 運動機能

- 眼球運動 ………… 素早く動くもの、たくさんの目標に視線を向ける能力
- 焦点調節能力 …… 遠くや近くのものを見るのにピントを合わせる能力
- 両眼の協調力 …… 左右2つの眼を協調しあって運動させる能力 等

3 情報処理機能

- 周辺視力 ………… 視野の端に映る情報をキャッチする能力
- 深視力 …………… 距離感・位置関係を判断する能力
- 瞬間視 …………… 一瞬見ただけでより多くの物を見極める能力
- 目と手の協調性 … 見ることによって得た情報に素早く反応する能力
- 視覚化能力 ……… 動きを頭の中に思い描く能力 等

この3つの要素が互いに噛み合い機能することが重要

☆視覚（ビジョン）は学び身に付けるもの

健康に生まれた赤ちゃんであれば、ほとんどの場合、特別なことはしなくても「良い視力」が自然と身につきます。しかし、「ビジョン」は生まれつき十分な形で備わっているわけではありません。

子どもが成長する過程で、沢山の体験を積みながら学び身に付けていくものであり、能力に個人差が生じるのは、そのためであるとも言えるでしょう。

☆視覚（ビジョン）とはトレーニングによって向上するもの

「ビジョン」とは学ぶものであり、トレーニングで向上させることができるものです。さまざまなツールや手法を用いてトレーニングをすることにより、二つの目を効率よく使い、見聞きしたものを正確に理解し、多角的に見て分析する力を身につけ、考えること、創造することの楽しさや喜びを知っていきます。

そして、目が常に身体の動きをリードするため、運動においても大きな影響を与えているのです。

☆視覚(ビジョン)トレーニングは眼球だけのトレーニングではない

身体を動かす能力と、目や頭を使う能力は無関係のように考えられがちです。

しかし、「動き」と「思考」は密接に関わり合うため、粗大運動(肉体的な動き)や微細運動(目、唇、指の動き)が、見る力や考える力といった「思考」にも多大な影響を与えます。

人は「動き」によって自分自身の認識力を高め、それを基に「見る力」を身に付けるわけですから、身体全体を使った動きも、ビジョンの働きを良くすることに繋がるのです。

身体を整えること(感覚統合)によって出来ること

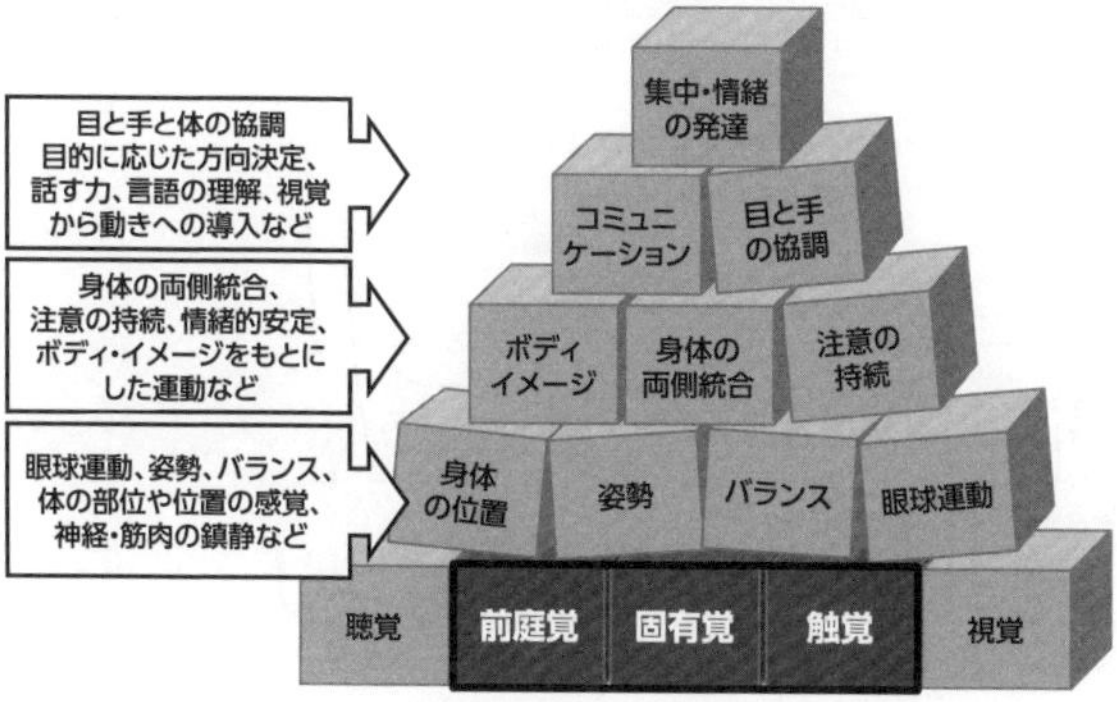

そのため、目の動きだけではなく、身体の動きを伴ったトレーニングを数多く取り入れています。

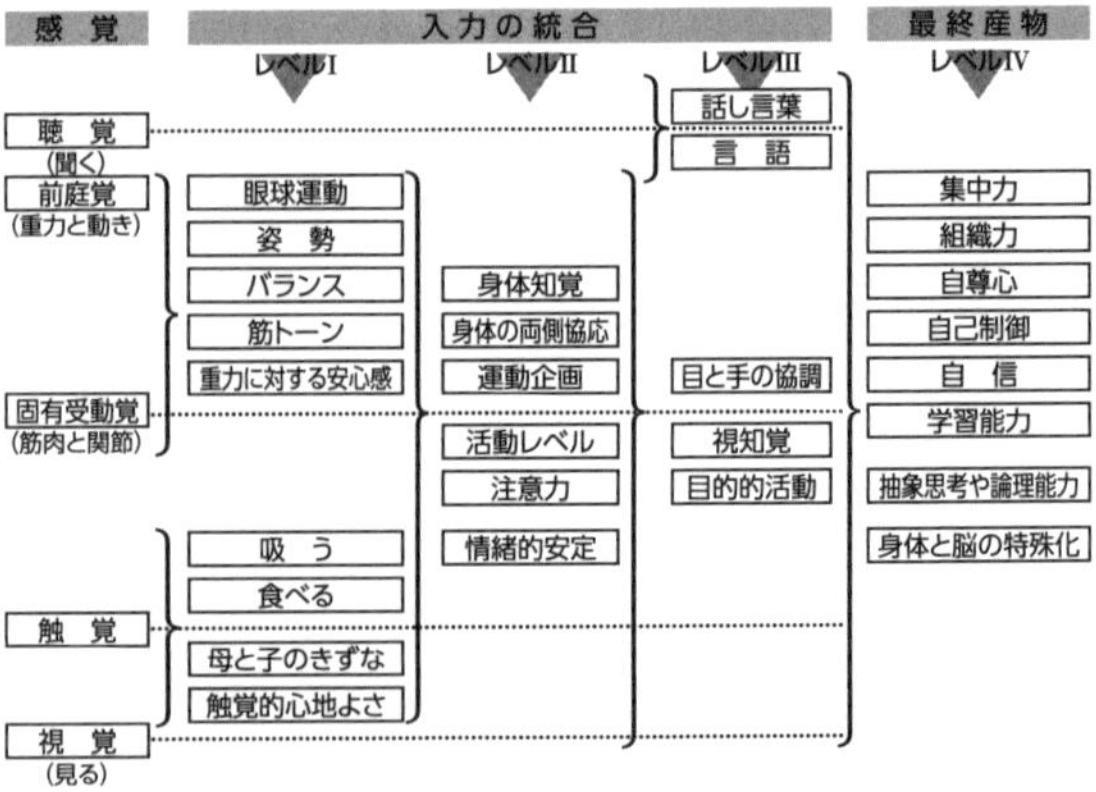

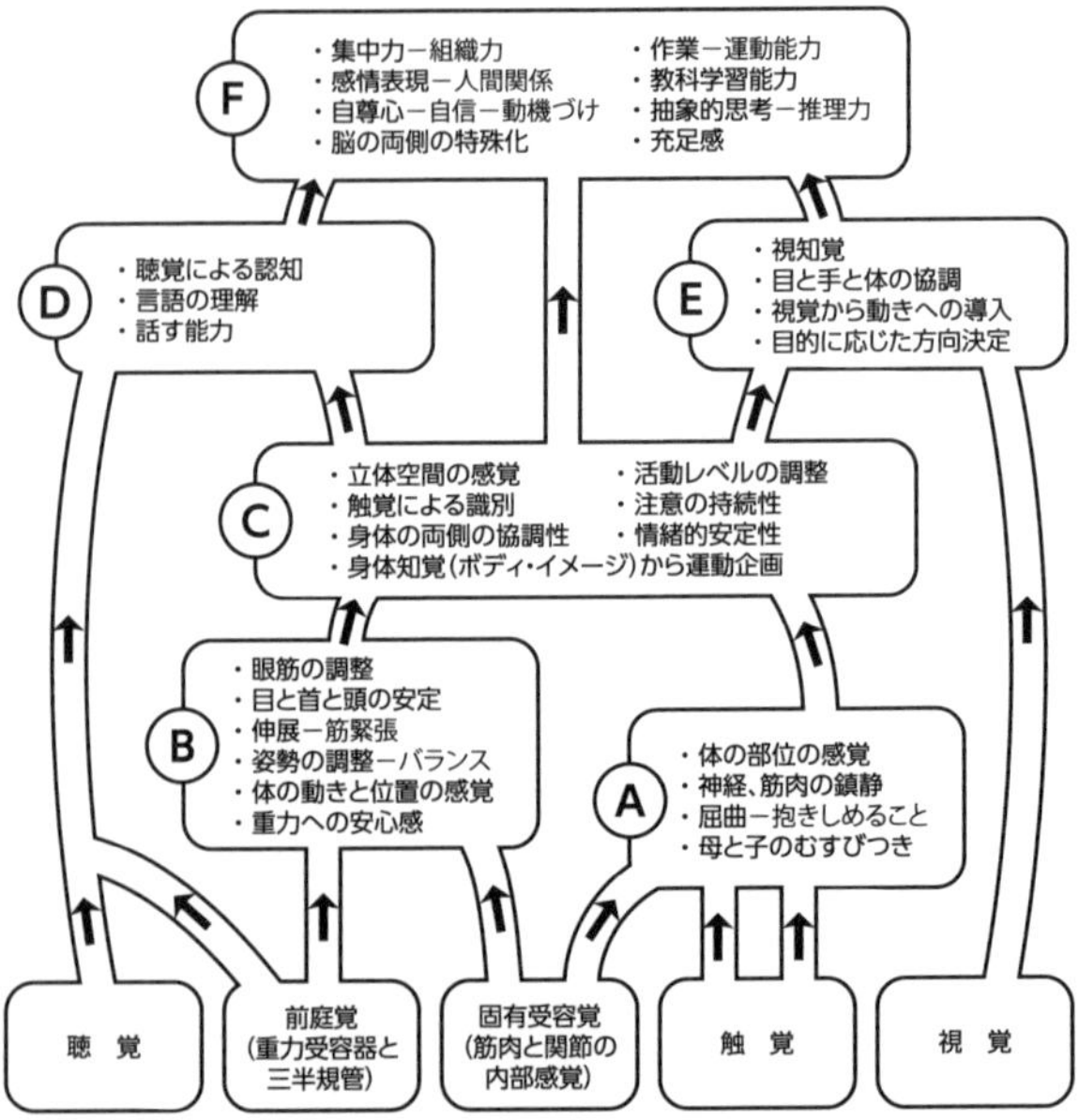

図はA.ジーン・エアーズの理念に基づきジェフ・ロビンスが図式化したものです。

2　ビジョントレーニングの歴史

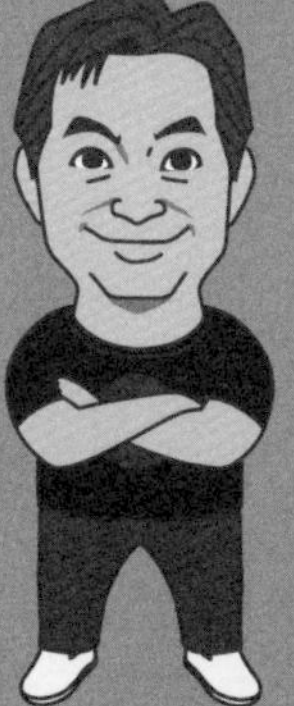

アメリカで始まったトレーニング

ビジョントレーニングは、一般的には、1920年頃にアメリカで始まったと言われています。その後、1960年頃から体系化され、1984年のロサンゼルス五輪と1988年のソウル五輪で金メダルを獲得した、アメリカ男子バレーボールチームがトレーニングを行っていたことで一気に広まったようです。

そのトレーニングを指導していたのは、オプトメトリーという学問分野で学んだ、オプトメトリストと呼ばれるドクターでした（註1）。

オプトメトリストは、欧米など世界40か国以上で導入されている、医師免許に匹敵する国家資格ですが、今のところ、日本には公的な資格制度がありません。そのため、日本で活動されているオプトメトリストも、日本ではなくアメリカで資格を取得された先生方です。

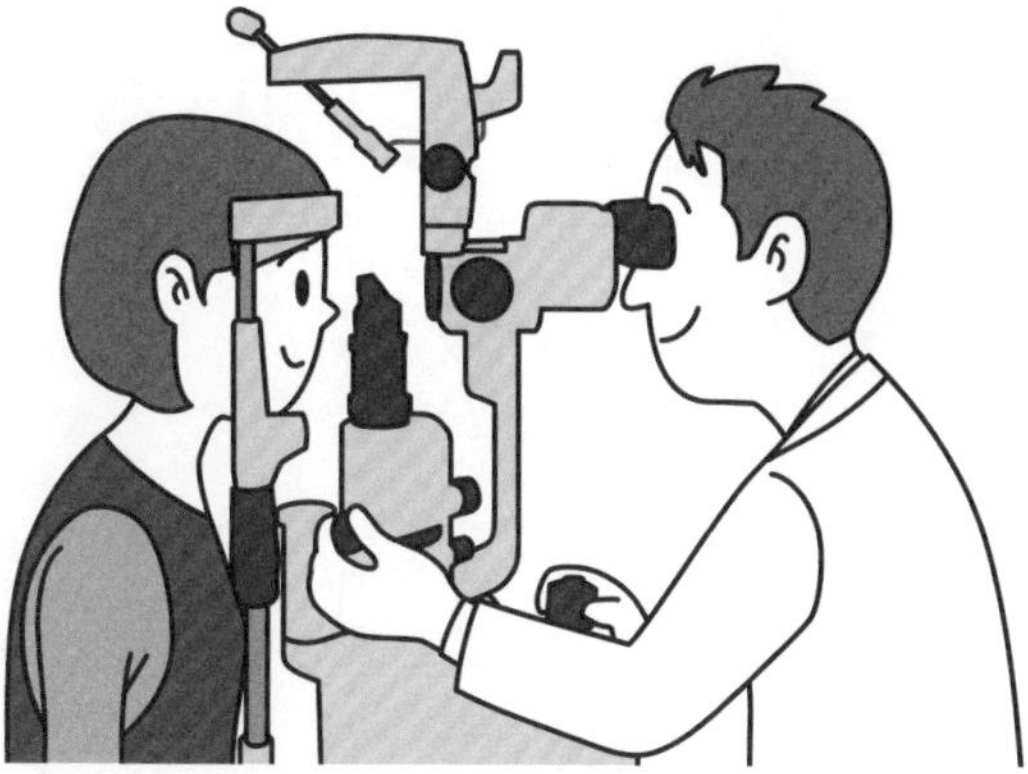

（註1）オプトメトリーとオプトメトリスト

日本ではあまり知られていませんが、オプトメトリーという眼の学問があります。

オプトメトリーを勉強して、快適に見られるように目のケアーをする専門家をオプトメトリストと呼びます。アメリカ、カナダ、ヨーロッパ諸国やアジアの主要国ではオプトメトリストは国家資格になっており、目のケアーを通じて人々の生活の質向上に努めています。

目の機能にも体の運動機能と同じように個人差があり、目を上手に使える人もいれば、そうでない人もいます。目は正常で健康といわれる人でも、その人の生活の見る活動のレベルによっては、目の機能が十分とはいえない場合があります。例えば、スポーツ選手は、瞬時に判断するために優れた目の機能が必要です。学習や仕事の中で、読み書き能力がますます重要になっていく社会で、見る能力への要求が高まり、目の機能がそれぞれ生活の中で十分役割を果たせない状態になりやすくなっています。

日本でも一日も早くオプトメトリーが普及し、すべての人が快適に見るためのケアーを受けられるようになることが望まれます。

出典：大阪医科大学LDセンター

日本における指導者の育成状況 ～ビジョントレーナーになるには?～

日本では、オプトメトリストの先生方を中心に、ビジョントレーニング指導が行われています。オプトメトリストが所属する眼鏡店などでは、検眼やメガネの処方などと一緒にトレーニングを実践しているケースもあります。

また、ビジョントレーニングを日常的に受けられるスクールなどもあり、私も、その草分けであるイプラスジム(註2)に参加して、監修者のオプトメトリスト、内藤貴雄先生に師事しながらトレーニングをスタートさせました。イプラスジムでの指導の傍ら、地域の学校や団体などから依頼をいただいて研修を実施することもあります。

このように、私がビジョントレーニング指導をスタートさせることができたのは、フランチャイズに加盟して、加盟者のみ受講可能な、トレーナー養成講座を受けることができたからです。逆に言うと、そういうものに加盟していない、**一般の方がビジョントレーニン**

グを体系的に学べるシステムは、まったくと言っていいほど存在していないのが現状です。

そのような中、ビジョントレーニングの一般向け講座を長年に渡り開催してきた、一般社団法人メンタルウェルネストレーニング協会から提案をいただき、**2019年～本格的にスタートさせたのが、「ビジョントレーニング指導者資格認定講座」**です。

この講座では、2級（職場で指導できるようになる、など）、1級（一般向けに指導できるようになる、など）、インストラクター（スクールを開校できるようになる、など）と、ステップアップするプログラムで理解を深めていきます。

講座は、**東京・大阪・福岡を中心に定期的に開催**していて、資格を取得された方々（学校教職員、放課後等デイサービス職員、スポーツコーチなど）が、全国でビジョントレーニング指導をスタートさせています。

こうして一般向けの講座を開催することで、少しずつではありますが、認知度や理解度が高まっていくことと思います。

ただし、より多くの方が、当たり前のこととしてビジョントレーニングを理解し、実践できるようになるには、日本における公的なオプトメトリー制度の確立が待たれるところです。

MWT協会認定 ビジョントレーニング指導者資格

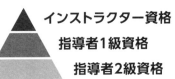

インストラクター資格（教室運営者として認定）

MWT協会提供プログラムによる継続指導が可能。
一般の方に向けた「レッスン指導〜日常アドバイス・目の使い方チェック」などの実践法を多角的に学ぶ。

指導者1級資格（ビジョントレーナーとして認定）

MWT協会認定トレーナーとして一般の方に向けた基礎的な「現場指導・体験会・目の使い方チェック」を実施するためのノウハウを身に付ける。

指導者2級資格（トレーニングノウハウを共有）

基礎的な知識と実践法を理解して個人使用もしくは現場での簡単な指導が可能。

（註2）イプラスジム（1999〜）
株式会社日本脳力開発研究所（1999〜2013）のフランチャイズ事業として発足。
メンタル：志賀一雅（工学博士）、ビジョン：内藤貴雄（米国公認オプトメトリスト）が学術顧問としてノウハウを提供。全国各地でFCジムが開設され、中学生からシニアの方に向けた総合的な脳力トレーニングを提供。
その後、小学生を対象にビジョントレーニング指導を行うFC事業として「目の学校」を新設し事業拡大を図るも、2013年に会社廃業となりイプラスジムは解散。有志がそれぞれの形で活動を継続している。目の学校のFC事業は他社により引き継がれ、活動を継続している。

近年の社会環境が引き起こすビジョンの問題

このところ、ビジョンの問題が増えてきているように感じる方も多いのではないでしょうか。

個人的には、2007年からスタートしたと言われる「**スマートフォンの普及**」が、「小さな画面を長時間見続ける」という新たな習慣を生み出し、その後の色々な問題を引き起こす契機になったのではないかという気がしています。

そうした習慣を持てば、大人でも、肩こりや目の疲れなどの不調に直結します。ましてや、発達途上の子どもであれば、単純に「身体を動かす時間が減る」ことに繋がりますし、そのことがもたらす最大の悪影響が、誤解を恐れずに言えば、「**発達障害＝未発達**」**という、身体の動きを含めた、さまざまな経験不足を原因とする症状の**ように思うのです。

そして、その”経験不足“という原因こそ、**「発達障害＝未発達」の大半をビジョントレーニングで改善できる**と申し上げている理由です。

もう一つ、「**子ども同士の関係性の変化**」も、ビジョンの問題が増えてきたことに関わる大きな要因であろうと思っています。

昔は、ガキ大将がいて、その次のサブリーダー的なお兄ちゃん達がいてという、町内、近所のヒエラルキーがありました。それは、そのグループに新たに加わる子どもがいれば、**お兄ちゃん達が、その子どもをフォローしながら遊ぶ＝育ててくれる**ような環境でもあったわけです。

言い換えると、その時の自分にとって**難しいことにチャレンジする**機会に恵まれていた、お兄ちゃん達に遅れないよう、子ども達なりに**一生懸命努力して色々なことを学ぶ**機会が与えられていたということでもあります。

今は、そのようなコミュニティーが成立せず、同世代ばかりが集まるから、**新たなことにチャレンジできないし**、ましてや、「危ないことはダメ」というのが当たり前の風潮では、**経験も少なくなる。**結果として、僕達の世代から見れば**決して危なくないようなシチュエーションでも、大ケガをしてしまう**ことが起こり得るわけです。

子ども達は本来、感覚統合のための無意識的な行動として、危ないことを経験したがるものですし、そうしないと育たない感覚があります。

「学び」とは、絶対にリスクの先にしか生まれないものですから、その範囲を見定めた上で、子ども達の自主性に沿った行動を見守るのが、保護者や指導者の役割であると思います。

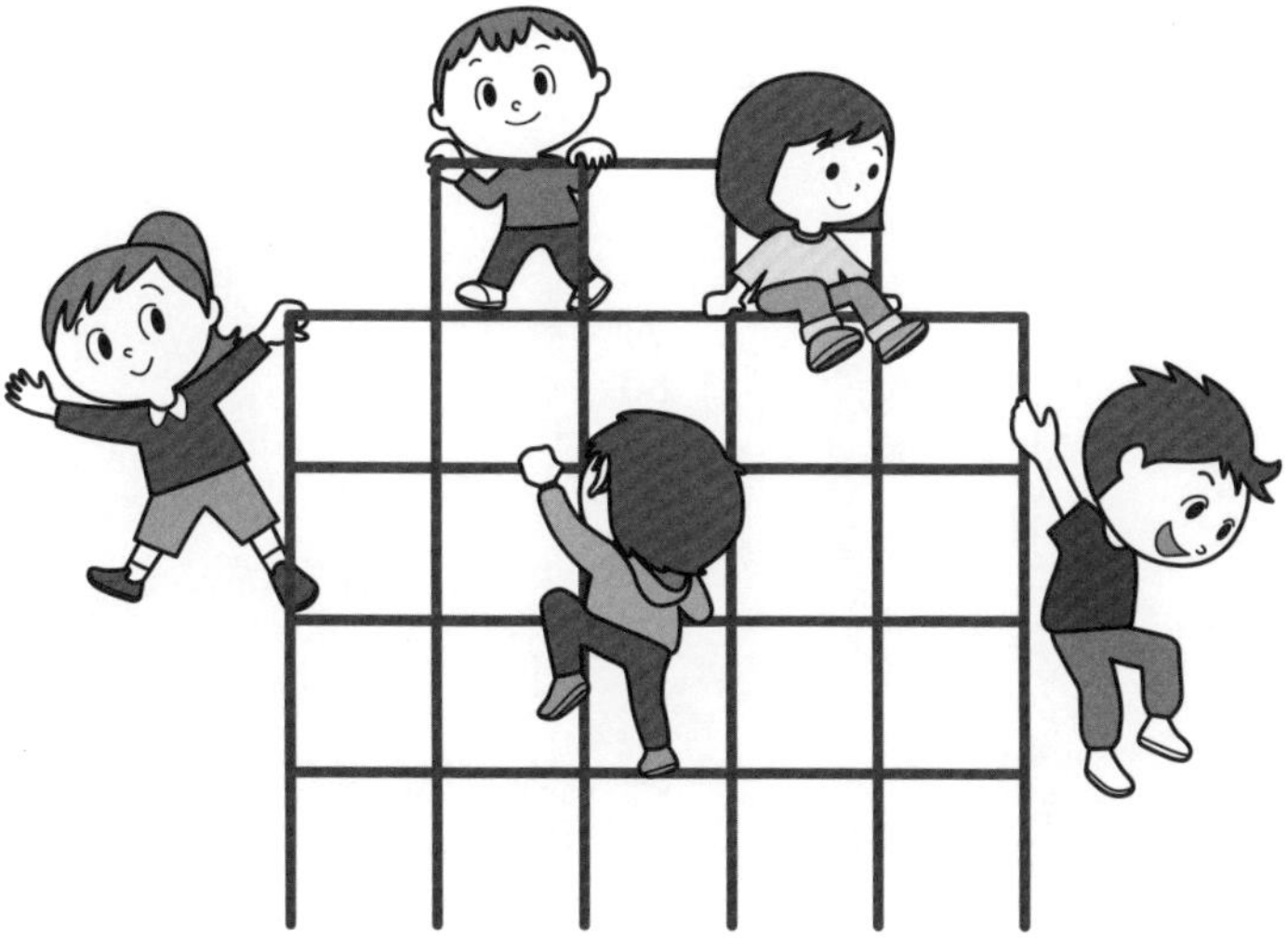

ビジョントレーニングの認識を深めるために必要なこと

始まって間もない講座ですが、２０２０年末の時点で、既に１，０００名以上の方に参加していただいています。

講座に参加された方の構成比は、学校教職員、放課後等デイサービス職員、保護者など、**「子どものためのトレーニング」を目的としている方が約80%**、スポーツや一般、シニアなど、**「大人のためのトレーニング」を目的としている方が約20%**です。

忙しいスケジュールの中、時間をやりくりしてご参加くださった皆さまには、本当に頭が下がる思いです。ありがとうございます。

受講者とコミュニケーションをしていて強く感じたのは、**ビジョントレーニングの本質が、まだまだ社会的に理解されていない**ということです。

もちろん、オプトメトリストの先生方のご活躍や、スポーツ界での導入事例などを中心に、ビジョントレーニングの認知度は上がってきていると思います。ただし、今のところは、「**ビジョントレーニング**」**という言葉だけが独り歩きをしている段階で、内容がきちんと伝わっていないというのが**正直な感想です。

一例を挙げれば、「とにかく目を動かせば良い」とか「動体視力を鍛えれば良い」という部分がフォーカスされる一方、では「動体視力とは何か?」と尋ねると、「動いているものを素早く認識する能力」程度の答えだったりするケースがほとんどでした。それは間違いではありませんが、それだけで終わってしまう指導者の方が非常に多く、「もっともっと大事なベースの部分があるのに…」と思うことが多々ありました。ですから、「**認知度が上がる**」のは大歓迎ですが、それと同時に「**認識を深めていく**」ことも意識しないと、本当に必要なトレーニングが伝わっていかないことを強く感じています。

そういう意味でも、単発で終わる研修やセミナーだけではなく、**体系的に理論〜実践法を学び、現場にフィードバックしてくださる方＝指導者を対象とした認定講座の定期開催が、とても重要な意味を持っている**と思います。

ビジョントレーニング1　目のウォーミングアップ

～ 目が寄っているかな？ ～

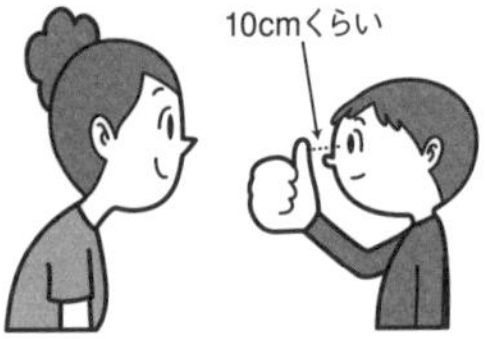

図のように目の前に親指を立てて指先に視線を合わせます。

そして、ゆっくりと指を前後に動かします。その時に両目が寄って、しっかりと親指を追えているかをチェックします。

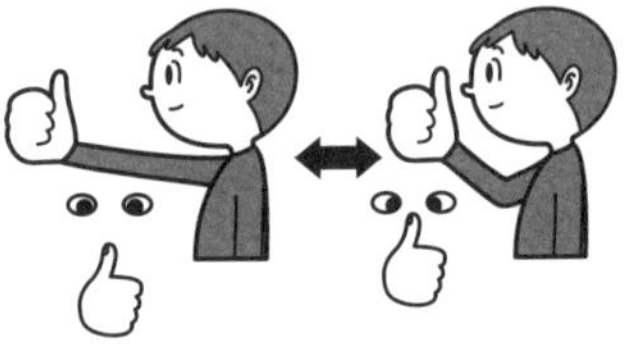

～　目で追えるかな？ ～

ペンの先にわかりやすいマークをつけます。　または子どもが好きそうなキャラクターでも結構です。

そして、親がペンを持って上下左右、斜め、円など好きなようにペンを動かします。

子どもは顔を動かさずにそのペン先のマークを目だけで追います。　両目がスムーズにそのマークを追えているかをチェックします。

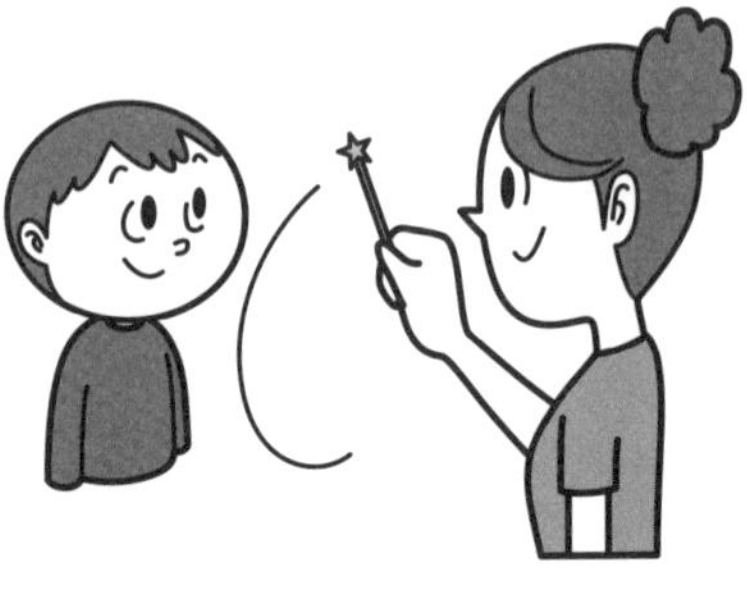

うまく動いていることが確認できたら、上記の体操を1日1分ずつ続けましょう。　すると、目がよく動くようになって、文章を読んだり、ボールを使った運動をしたりするのが楽になります。

3

メンタルウェルネストレーニング協会が提唱するビジョントレーニング

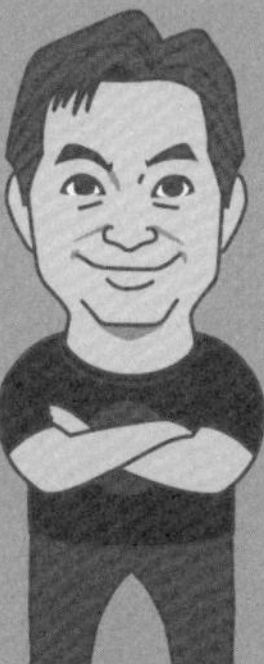

発達支援としての子どもへのビジョントレーニング

子ども達の現状について、まず言えるのは、**発達に必要な、段階的な学びが圧倒的に足りていないということです。**

子どもの頃は、目や身体を含め、**脳が色々な経験をすることで感覚を育てていく時期です。**そのためにも、ある程度の安全を担保した上で、**危ないことを経験しながら感覚を育てていかないと、**結果として、**本当の危ないことに気がつくことができず、後々の大ケガに繋がる**可能性が高まります。

例えば、昔と比べて今の子どもは、かなり不注意に、道路にパッと飛び出すことがあります。その理由として、親御さんが運転する自転車やベビーカー、自動車などに乗せてもらうことに慣れすぎて、自分の足で歩く機会が減ったからということが挙げられるのではないでしょうか。

また最近は、小さな子どもがお母さんやお父さんに手を引かれて歩いている風景に、ほとんどお目にかかりません。保育園の散歩でさえ、大きな乳母車のような乗り物に入れられて、散歩をしているというより、むしろ運ばれている状態です。

このように、発達という観点から見ると、あまり望ましいとは言えない環境が増えていると感じています。

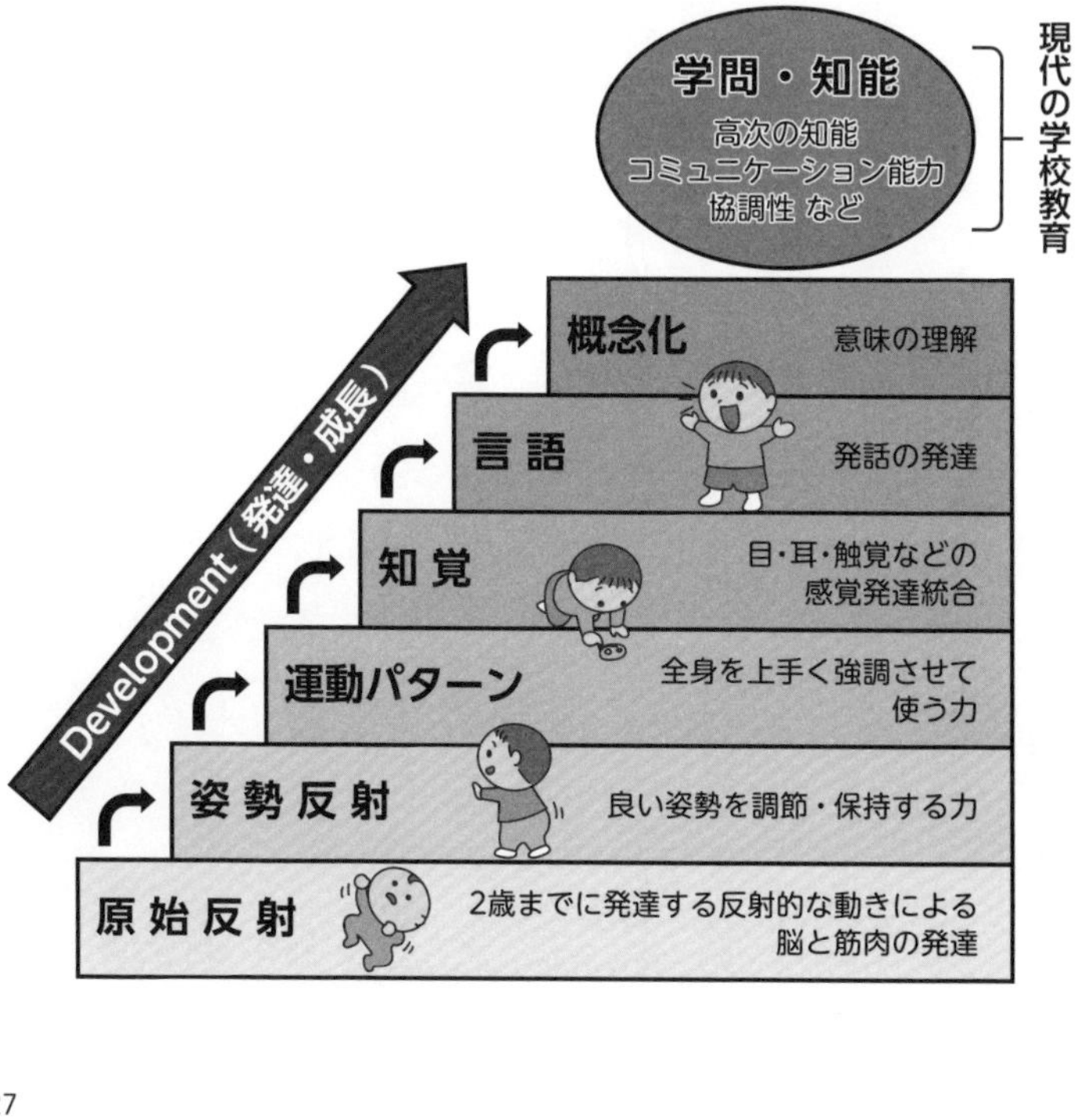

本当の「学び」は普遍的である

以前に関わらせていただいた、ある私立学校の理事長が、ご自身の経験と脳科学の研究をもとに、「子どもは、10歳までは勉強などさせず、野生動物的に育てるべきである」という仮説を提唱されていましたが、ある意味で、とても正しい考え方だと思います。

子どもの「学び」には、頭だけではなく、身体を使うことが大事で、そこから得られる感覚などが積み重なり統合されていくことで、脳の回路が育ち、最終的に学校の勉強などにも繋がっていきます。

ですから、何よりもまず**身体を使うことが子どもの「学び」の基本**で、走り回ったり、転んだり、ぶら下がったり、飛んだり、跳ねたりする必要があるということです。

そのベースの部分が育っていない子どもは、知識だけは持っていても、知恵が身につい

ていない状態ですから、勉強はもちろん、人間関係などにも苦労する可能性が高いと言えるでしょう。

そういう意味でも、これからの時代の子ども達が、健康に、賢明に育っていくためには、ある種の原点回帰が必要になっていて、それが現代の教育に求められていることであろうと思います。

すべてが御膳立てされているかのような**現在の環境は、**少なくとも発達の面から見ると望ましくないと申し上げましたが、それは、**自分で考えて行動する機会を失わせる**からでもあります。

「自分で考えて行動する」とは、「自分の何故?」に気がつくことでもありますし、そういう経験を通じて、「他人の何故?」にも気がつけるようになり、「他人の気持ちになって考える」こともできるようになります。

これこそ、一生に渡って役に立つことであり、だからこそ、子ども達に何としても身に付けて欲しいと思っていることです。

指導現場での気づき ～マニュアル対応には限界がある～

先ほども書いた通り、ビジョントレーニングはアメリカでスタートし、多くのドクターが関わる中で、理論や実践法なども、ある程度は体系化されてきました。

日本では、アメリカで資格を取得されたオプトメトリストの先生方と、その先生方から教えを受けた個人、法人の方々が、教室やプライベートスクールのような形で指導されているのが一般的です。

私も、もともとは、フランチャイズ契約の下、地域の子ども達や一般の方、シニアの方向けに、ビジョントレーニングや、脳波を指標としたメンタルトレーニング（メンタルウェルネストレーニング）などをお伝えしてきました。

ただし、10数年に渡る現場指導の中で痛切に感じていたのは、**マニュアル通りの対応では成果が出にくい**、もっと言えば、それだと**子ども達があまり喜ばず**、**いかにも「や**

らされている」ムードになってしまうということです。

もちろん、最初の頃は、私も提示されたマニュアルに沿って指導していたわけですが、指示通りにやればやるほど疑問が増えてくるという悩ましい時期を過ごしていました。

そのような状況を経験した後、心に決めたのは

「ビジョントレーニングに限らず、関連しそうな指導法などを積極的に学んでみる」

「自分と同じように、現場で試行錯誤を繰り返し、少しずつでも前に進もうとしている仲間と、成功事例や失敗事例なども含めたノウハウをできる限り共有する」

という2つのテーマにチャレンジすることでした。

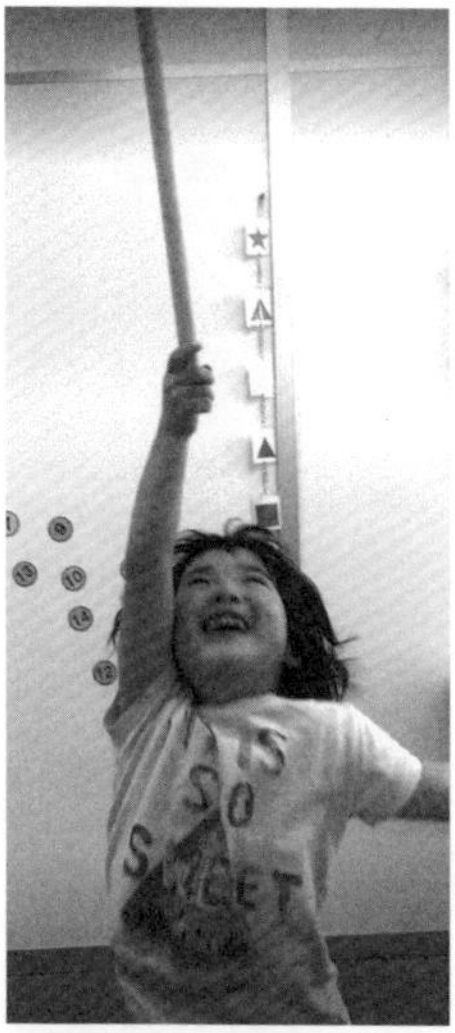

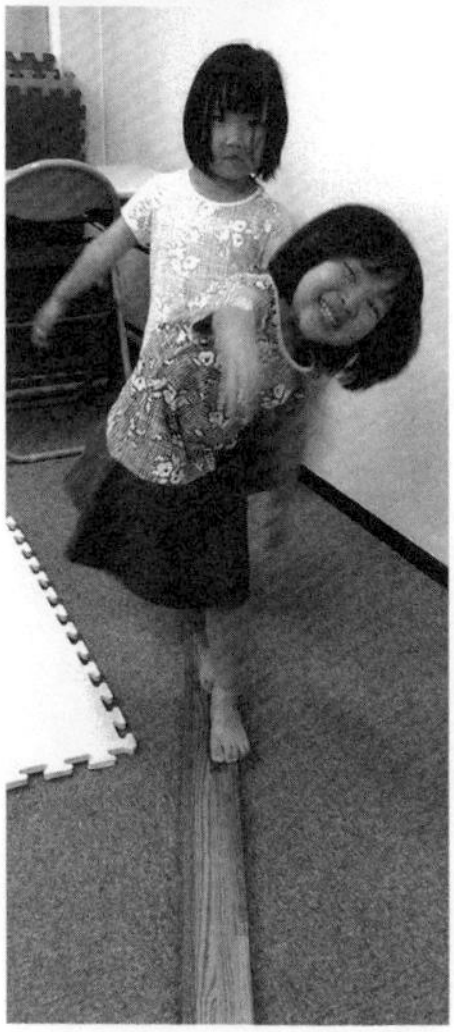

メンタルウェルネストレーニング協会のビジョントレーニングとは
～身体やメンタルとの関係性～

メンタルウェルネストレーニング協会のビジョントレーニング推進委員会を通じて、皆さまにお伝えしていることを一言でまとめると、「**目の状態だけを見ているのではない**」ということです。

目は、脳の一部であり、身体とも連動しています。よって、例えば「目が動かなくなると、身体にどう影響するのか？」、また「メンタリティーと、どう関連するのか？」まで考えてアプローチしないと、同じビジョントレーニングを実施したとしても、成果は雲泥の差になるわけです。

日本で実施されているビジョントレーニングのすべてを、私が把握しているわけではありませんが、私の知る限りで申し上げると、「とにかく目を動かせば良い」、「動体視力を鍛えれば良い」など、現場で指導されているケースのほとんどは、通り一遍のマニュアルに沿った対応になっていると言えます。

一例として、「目をうまく使えていない」と判断する際、両目がチームワークを取れていないとか、斜位や斜視などの両眼視の問題を原因として挙げることがよくあります。

その場合の対応として、両眼視をスムーズにさせる取り組みも大事なのですが、それと同時に、目だけではなく、身体や心の状態も観察しなければいけません。具体的には、「身体のバランスが取れていないから、両目のバランスが取れていないのか(もしくは、その逆なのか)?」、「メンタルの状態はどうなのか?」というようなことです。

実際に、姿勢の悪さや日常生活の癖や習慣などから、両眼視のバランスを崩している方も多くいらっしゃいます。

つまり、**大事なのは全体のバランス**であり、目でも身体でもメンタルでも、何が先でも構いませんので、「どこからバランスが崩れているのか?」、「どこからバランスを整えるのか?」という発想を持つことが必要ということです。

私自身はビジョントレーナーですが、**ビジョントレーニングをすれば、目だけではなく、身体やメンタルのバランスも整う**というのが目指すべき方向だと思っています。

最近、あちこちで話題になっているEMDR（註3）の考え方にも関連しますが、目の位置や角度によって人間の気持ちは変わります。

よく挙げられる例としては、何かを思い出す時に自然と上の方に目を向けたり、落ち込んでいる時に何となく下の方を見たりなど、それなら思い当たる節がある方というもいらっしゃるのではないでしょうか。

要するに、**目の動かし方から、その人の心理状態などが見える**、逆に言うと、**どんなメンタリティーで臨むかによって、目の動きや見え方など、ビジョン＝視覚の状態が変わる**ということでもあります。

そういう意味でも、**ビジョントレーニングとは**、目だけではなく、**身体とメンタルを含めた総合的な脳のトレーニング**であり、これが、私が講座でお伝えしている最も大事な考え方でもあります。

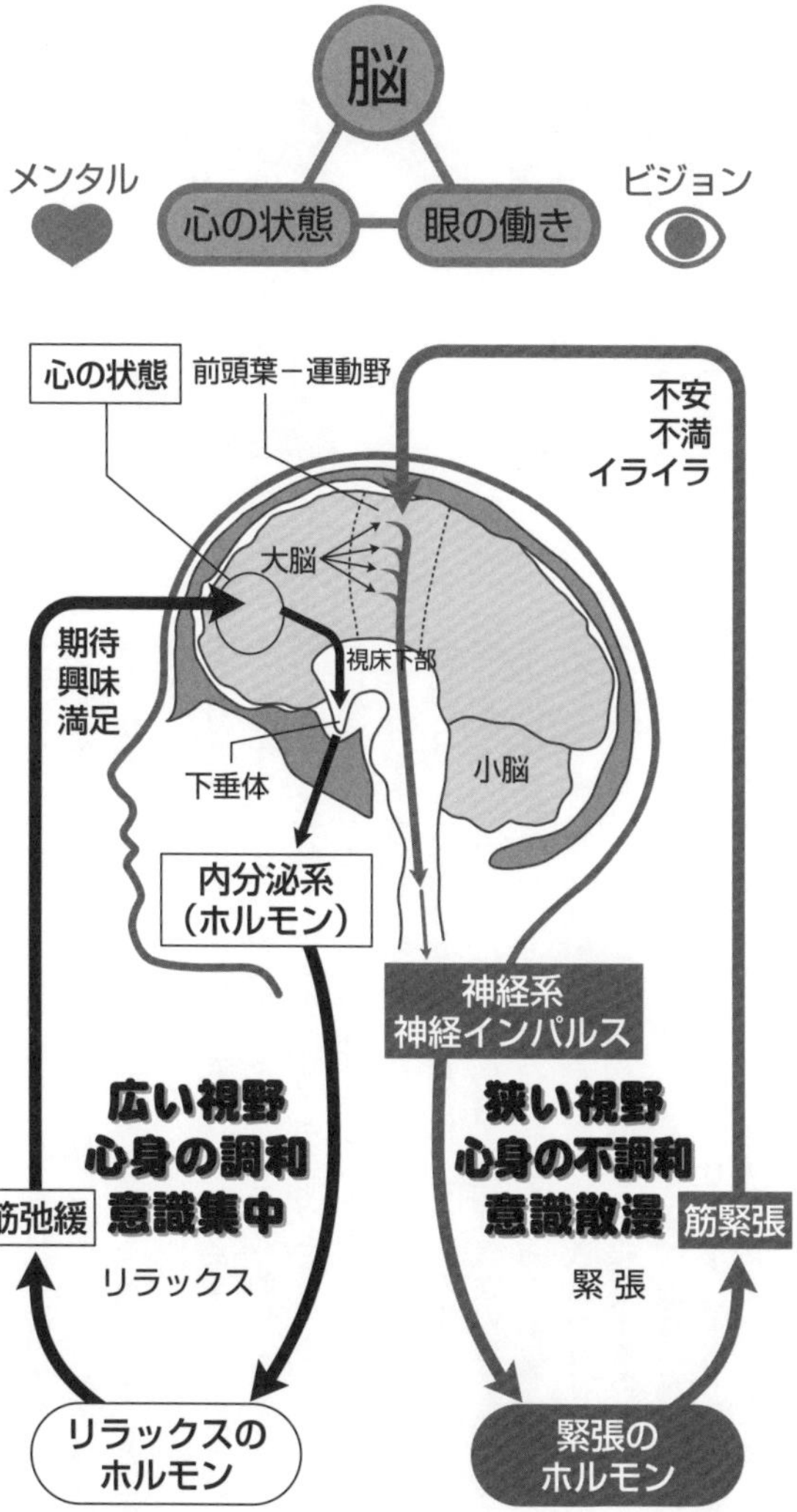

メンタルの状態がビジョンや身体に影響を及ぼすメカニズム

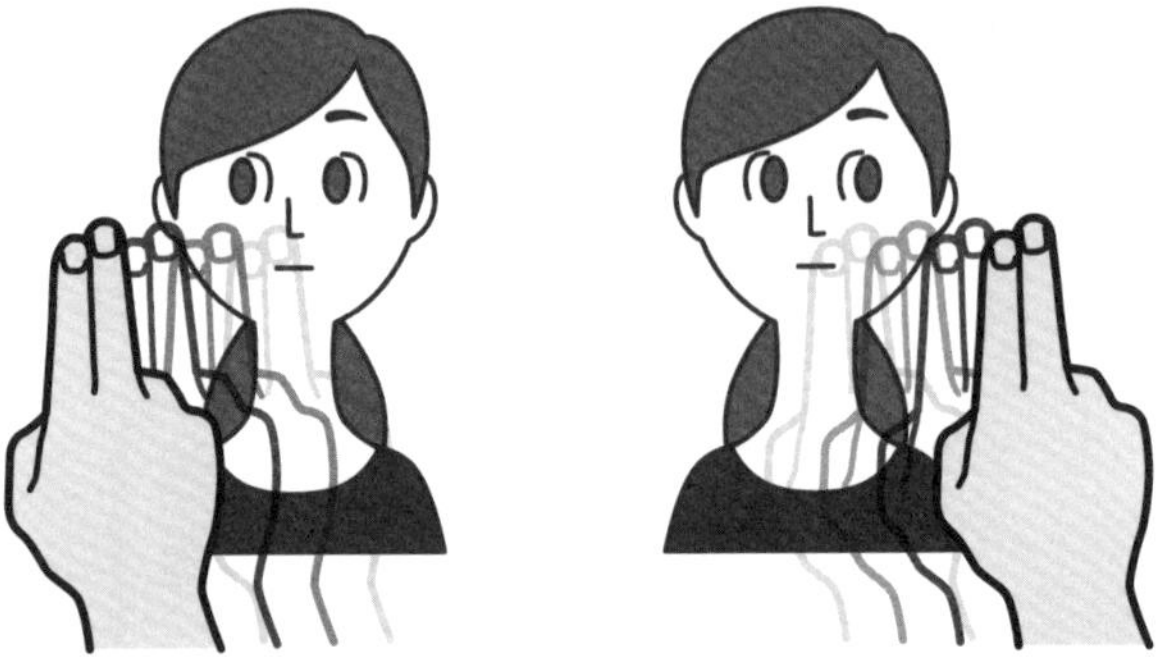

（註３）ＥＭＤＲ

ＥＭＤＲ（Eye Movement Desensitization and Reprocessing：眼球運動による脱感作と再処理法）は、ＰＴＳＤ（心的外傷後ストレス障害）に対して、エビデンスのある心理療法です。さらに、他の精神科疾患、精神衛生の問題、身体的症状の治療にも、学術雑誌などに成功例がしっかり記述されています。

ＥＭＤＲは、適応的情報処理（ＡＩＰ）というモデルに基づいています。このモデルでは、精神病理の多くが、トラウマ的な、もしくは苦痛でいやな人生経験が、不適応的にコーディングされた、もしくは、不完全に処理されたことによると仮定されています。これにより、クライエントは経験を適応的に統合する能力に障害を受けます。

ＥＭＤＲの８段階、３分岐の過程が健常な情報処理、統合の再開を促します。この治療アプローチでは、過去経験、現在の引き金、未来の潜在的挑戦をターゲットにし、現在の症状を緩和し、苦痛な記憶からストレスを減じたり、除いたりし、自己の見方が改善し、身体的苦痛から解放され、現在と未来の予測される引き金が解決するのです。

１９８９年にアメリカでFrancine Shapiroという臨床心理学者が発表して以来、今日までに全世界で４０，０００人以上の心の専門家（精神科医、臨床心理士など）がこの方法のトレーニングを受け、２，０００，０００人以上の人が治療を受けています。

出典：日本ＥＭＤＲ学会ホームページ

イメージの重要性　～イメージには2つの意味がある～

イメージは、すごく大事なことなので、私は常に意識しています。

「イメージが悪い」、「イメージが浮かばない」など、普段は漠然と使われることの多い言葉だと思いますが、ここには、「**イマジネーション（想像）**」と「**ビジュアライゼーション（視覚情報化）**」という2種類の意味が含まれています。

人は、イメージを描かずに動くことができません。

イマジネーションの部分で言えば、「こうすればこうなる」という方向性のようなもの、ビジュアライゼーションの部分で言えば、目の前の状況がどうなっていて、それに対してどう身体を動かすのかという視覚的なものが必要ということです。

私がトレーナーを務めるイプラスジム千里丘には、特にビジュアライゼーションを苦手とする子どもが多く入室してくると感じています。それを、さまざまなトレーニングを実施しながら、**良い意味で遊びを中心にしたプロセスを経過すると、**イマジネーションも含めた**イメージが自然と得意になっていくのです。**

イメージ力とは、勝手に育つものではなく、さまざまな経験やトレーニングを通じて身に付けるものです。ですから、子ども達には、より良いイメージ力を身に付けてもらえるように意識しながらトレーニング指導を行っています。

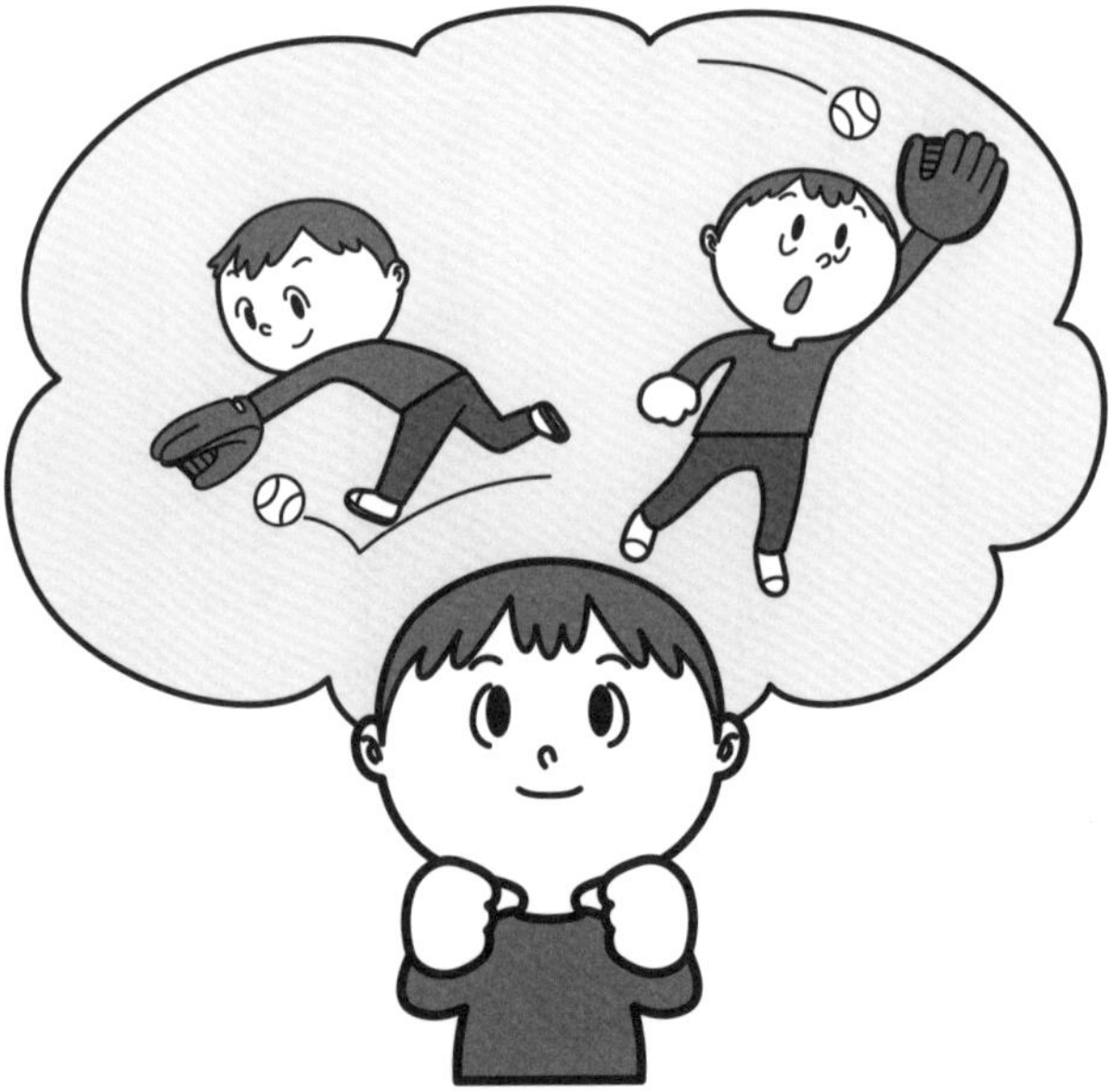

子どもの内発的欲求に沿ってフォローする

原始反射（註4）という言葉をご存じでしょうか。

発達支援に関する情報の中で、「**原始反射の残存が引き起こす問題**」というように取り上げられる場面をあちこちで見かけますが、私は、それらの発信に何となく違和感を覚えています。

トレーニングをしている子ども達を長いスパンで観察すると、**原始反射は、もともと人間にとって必要な反射であり、それが残っているからといって取り立てて騒ぐべきものではないこと**が分かります。また、**きちんとしたプロセスを経験しさえすれば自然と消えていくものであるとも**言えるのです。

ところが、原始反射を早く抑制させることだけにフォーカスした指導も、事実として存在しています。

原始反射の残存が見られる子ども達へのアプローチとして、私も、粗大運動を集中的に実践させていた時期がありました。もちろん、粗大運動を行うこと自体は意味があることですが、それを大人の理屈で無理やり子どもにやらせても、はっきり言って効果はありません。

子どもは、「高いところに登り、そこから飛び降りる」というような、一見すると意味がなさそうなことをしようとします。

しかし、この「意味がなさそう」というのは大人の発想で、子どもにとっては、重力に対する身体の刺激を求めた結果の行動であり、だからこそ、その刺激をクリアすれば自然に消えていく行動でもあるのです。

したがって、そうした子どもの欲求を「危ないから」という理由で取り上げてしまえば、必然的に、ある種の経験を積めなくなり、その経験不足が、「発達不全」や「障害」に繋がる可能性も考えられます。

ですから、**子ども達にとっての「少し危ない」を安全に経験させてあげること、そして、**

そのための環境を整えてあげることは、大人の重要な役割だと思うのです。

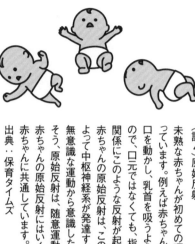

公園などでも、ある種の遊具は「危険」ということで、使えなくしたり撤去したり。

そういう現状に対して、それに代わるものを大人が提供してあげることが必要で、私の教室で実施している内容も、その一環と考えています。

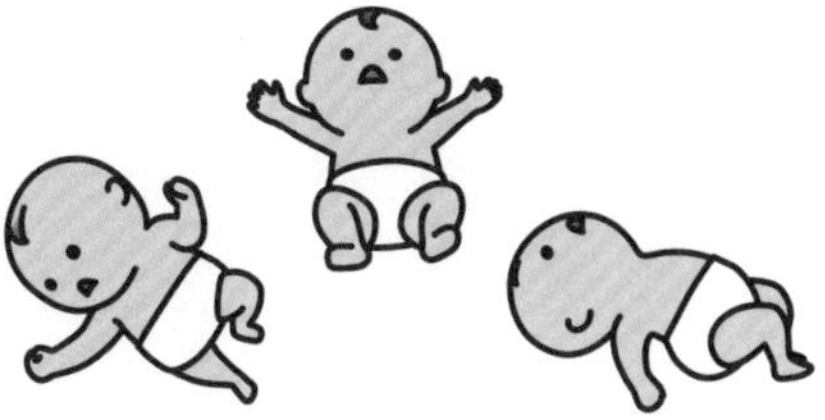

（註4）原始反射

未熟な赤ちゃんが初めての環境に適応して生きていくために生まれつき便利な機能が備わっています。例えば赤ちゃんに授乳をする時に口元を乳首に持っていくと、くちゅくちゅと口を動かし、乳首を吸うような仕草を見せますね。これは吸啜（きゅうてつ）反射と言うもので、口元ではなくても、指や他の物であっても、口元に触れると、赤ちゃんの意志とは無関係にこのような反射が起こるのです。こうした反射のことを「原始反射」といいます。

赤ちゃんの原始反射は、このように生命維持の目的もありますが、反射を繰り返すことによって中枢神経系が発達するという良作用が起こり、その結果、筋力や知的能力も発達し、無意識な運動から意識した運動ができるというところに繋がっていくものでもあります。

そう、原始反射は、随意運動のための準備段階なのです。

赤ちゃんの原始反射にはいくつかあり、現れる時期や消失する時期が違います。この時期は赤ちゃんに共通しています。

出典：保育タイムズ

「競争」と「みんなで一緒にやること」の重要性

勉強やスポーツに限らず、ビジョントレーニングや、その他のあらゆることを、**子どもの内発的欲求に沿わず「ただやらせるだけ」では、まったく意味がないと思っています。**

先ほども申し上げたように、私にも、「ただやらせるだけ」のアプローチで指導していた経験がありますが、**思うような成果が出ないばかりか、子ども達のモチベーションまで下げてしまう**というありさまでした。

そこから、**子ども達の内発的欲求に沿う形で、且つゲーム性を持たせて競争する**という方式でトレーニングを実施したところ、**子ども達の笑顔が見る見る増えて、しかも、さまざまな面で改善**も見られるようになりました。

そういう意味でも、トレーニングは、できる限り**複数名で実施**することを心掛けています。

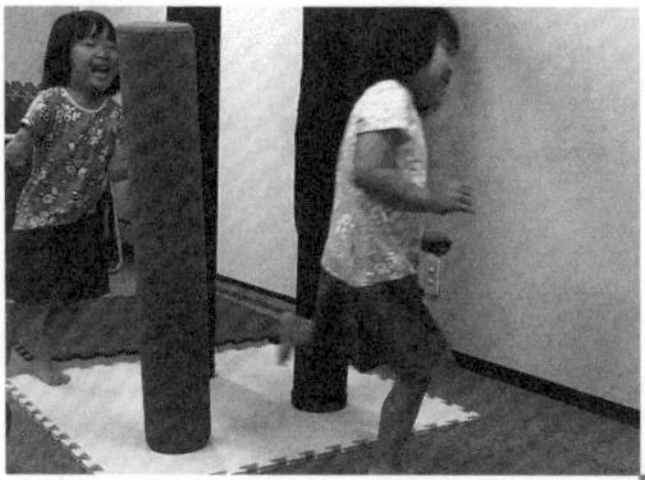

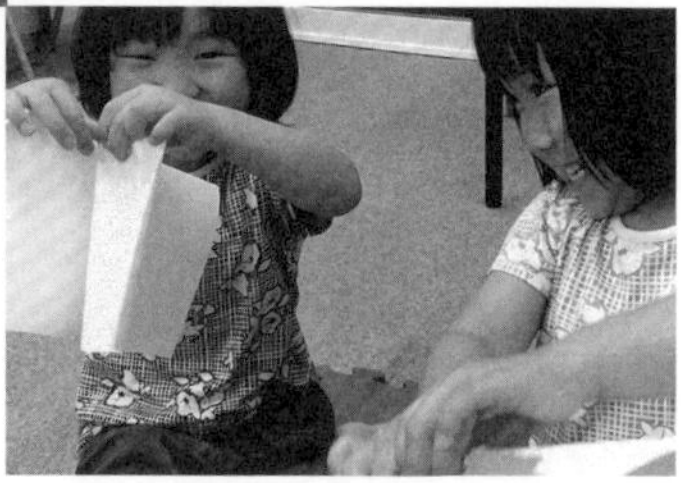

もともと、子ども達は「競う」ことが好きですし、**「競う」という本能的な部分を刺激することが発達、成長へと繋がる**のでしょう。また、「一緒のクラスでトレーニングしている他の子がどうやるのか？」を見れば、「○○ちゃんができるなら自分もできる！」という**モチベーション喚起**の効果もあります。

もちろん、指導現場においてはマンツーマンのニーズもありますが、みんなで一緒にトレーニングすることのダイナミズムは、とても大きいものです。ですから、可能な限り複数名での実施をお奨めしています。

ビジョントレーニング2　ハイハイ(2種)＆クマ歩き

～ ハイハイ1 ～

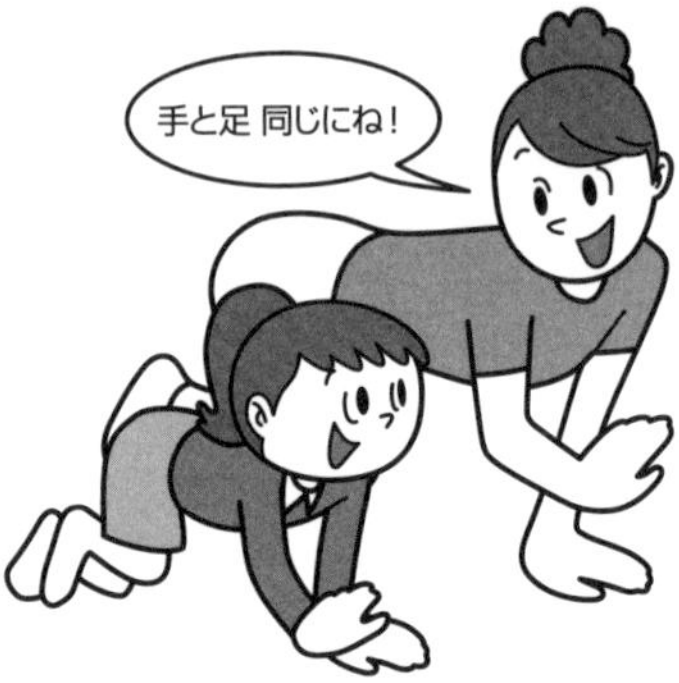

図のように、よつんばいになって歩きます。
まずは、右手と右足、左手と左足のセットで歩きます(同側歩き)。
前や後ろ、横にも歩いてみます。このとき、手と足(ひざ)を同時に着地させるようにします。スムーズにリズムよく歩けているかをチェックします。

～ ハイハイ2 ～

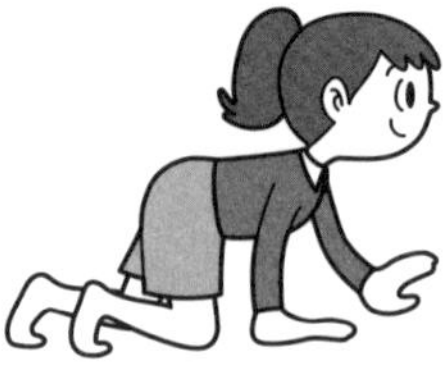

次に右手と左足、左手と右足のセットで歩きます(異側歩き)。
一般的なハイハイの歩き方です。 このときも手と足(ひざ)を同時に着地させながら、リズムよく歩けるかをチェックします。

～ クマ歩き ～

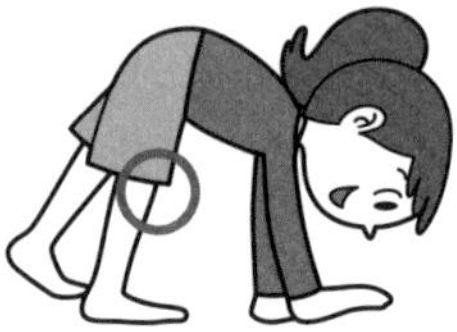

最後に、ひざを伸ばしてクマ歩きをします。かかとが床から離れないようにして歩いてみましょう。
このときも手と足を同時に着地させながら歩けているかをチェックします。

うまく動けていることが確認できたら、この体操を1日1分ずつ続けましょう。すると、からだを動かす感覚が鍛えられ、転んだりぶつかったりすることが少なくなっていきます。

4　ビジョントレーニングの未来と可能性

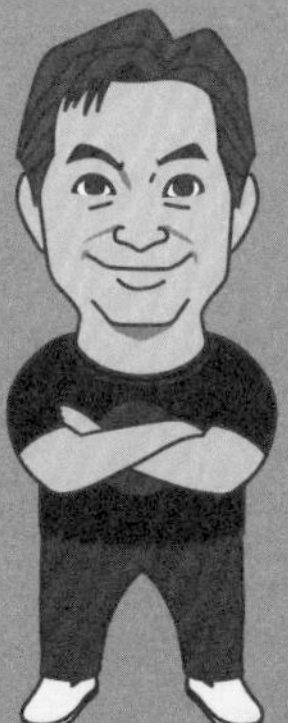

指導者の学びとして　～トレーニングをもっと役立ててもらうために！～

ビジョントレーニングには、およそ１００年の歴史があるとお伝えしましたが、**本当の意味でビジョントレーニングが必要になるのは、むしろこれから**です。このことは、現場で指導にあたられている方の共通認識だと思います。

メンタルウェルネストレーニング協会およびビジョントレーニング推進委員会は、指導者の育成に力を入れていて、「**多くの人が、ある程度の内容を把握して、必要であれば相談や指導ができるようになること、そして、その環境を整えること**」を大きな目標に掲げています。

これまでの受講者にも、保護者、幼児教育関係者、学校教職員、スポーツコーチ、経営者など、指導者的な立ち位置の方が多くいらっしゃいました。そうした方々が、きちんと状態を見極め、必要に応じたトレーニングを提供できるようになれば、今の状況が抜本的に改善されるはずです。

そのためにも絶対に欠かせないのは、**ビジョントレーニングを伝える立場の人が、自分もビジョントレーニングを実践して成果を体感する**ことです。本当に、これに尽きると思います。

指導者の皆さま、「紺屋の白袴」にならないよう一緒にがんばりましょう！

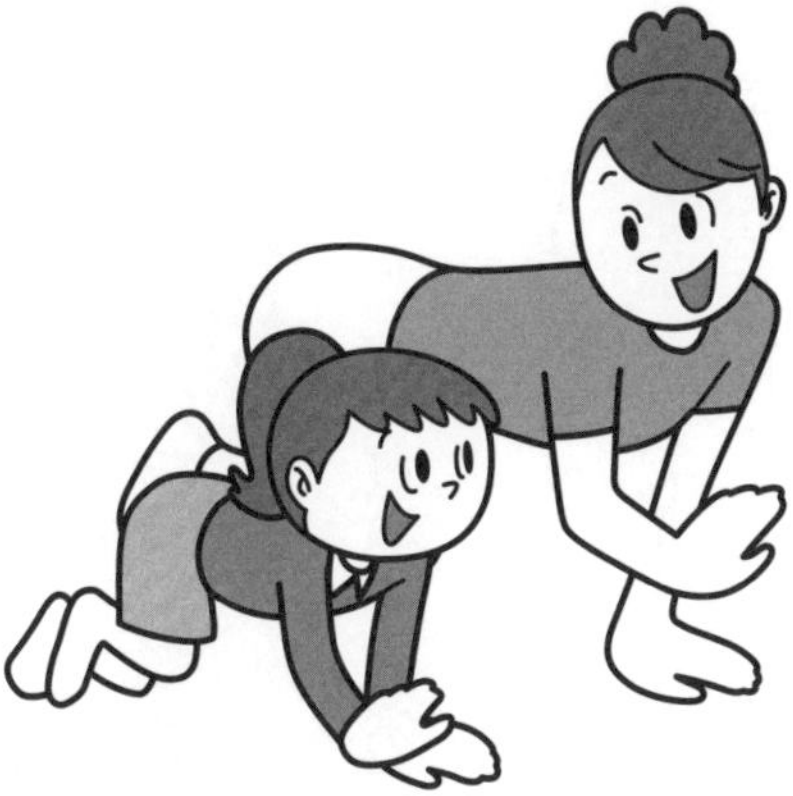

若い世代が職業としてビジョントレーニングに関われる環境を作りたい

ビジョントレーナーを目指すとなると、今は概ね①〜③の選択肢があると思います。

① ＭＷＴ協会などの団体や、個人が開催するトレーナー講座を受ける。
② 何がしかのフランチャイズに加盟してトレーナー講座を受ける。
③ オプトメトリストもしくはビジョントレーナーに師事して学ぶ。

ただし、これからビジョントレーニングの裾野を広げ、この分野を日本でも大きく発展させていくためには、現在のスポーツコーチやコンディショニングコーチのように、**若い世代が「職業としてのビジョントレーナー」を目指せるための環境作り**が必須だと思います。

そういう意味では、常設のスクールのようなものを準備して、仕事にすることを前提とした継続的な学びの場を提供できると良いでしょうし、スクールの卒業生が活躍をすれば、ビジョントレーニングに対する認識も深めやすくなるのではないかと思っています。

スポーツトレーナーやアスレチックトレーナーなどの職種も、今でこそキャリアにするためのルートが整備されていますが、昔は、「そんなものが仕事になるのか?」、「そんなもので飯が食えるのか?」という評価だったようです。

どの分野にも当てはまることだと思いますが、**若い世代が興味を持って入ってこようとしない職種に未来はありません。**そのためにも、環境作りは必須の課題と考えています。

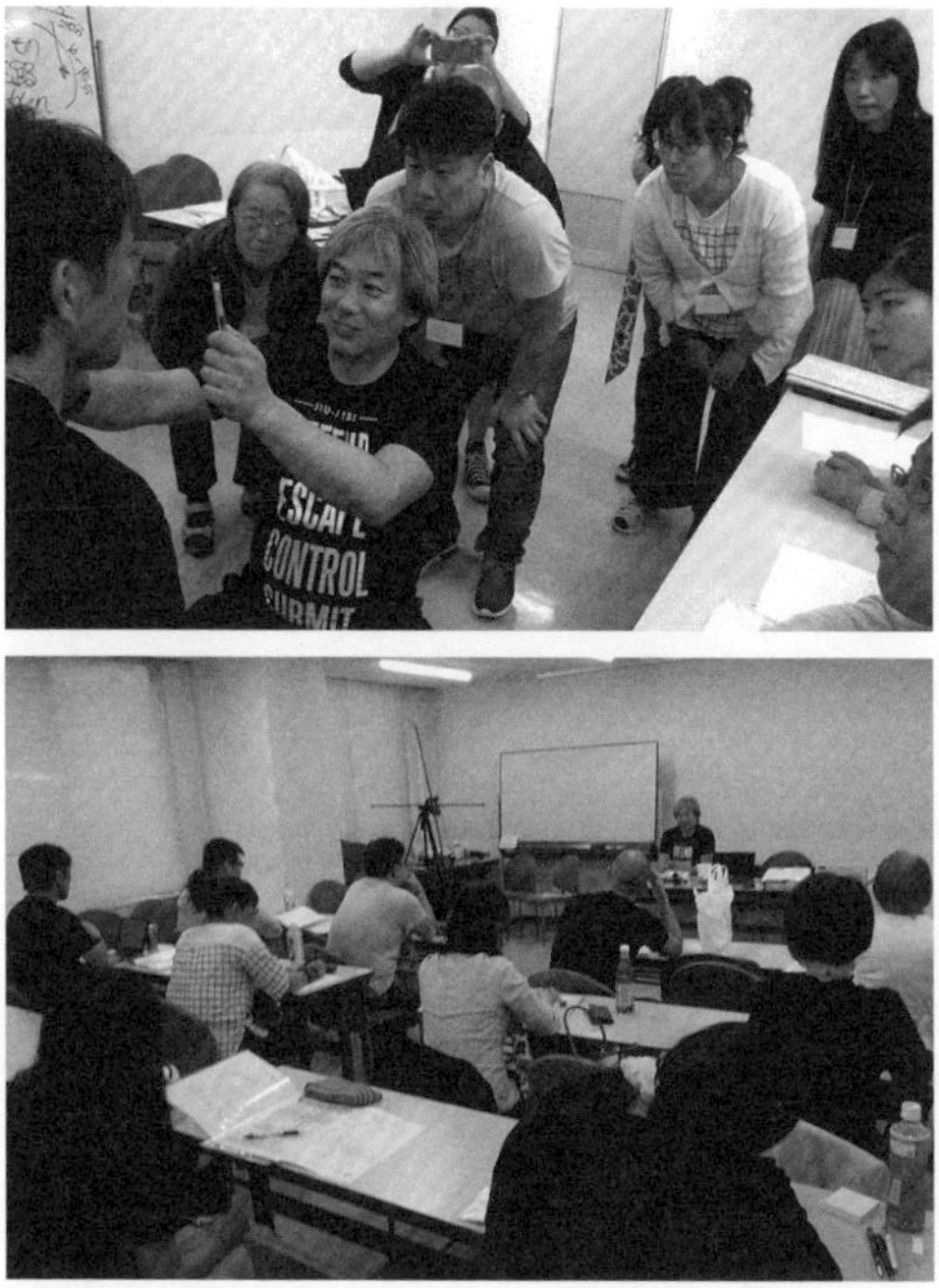

ビジョントレーニングインストラクター資格認定講座の講義風景

人間の脳＝目の力にはまだまだ可能性がある！

これからの時代は、今まで以上に「脳の力」が問われていくことになると思います。

ＡＩが社会に進出してくると、人間の仕事の大半がなくなるという話を耳にしたことがある方も多いのではないでしょうか。

確かに、ＡＩの進歩は目覚ましいものがありますが、それによって人間が不要になるということではなく、人間の役割が変わる部分もあるということを表しているにすぎません。

そもそも、人間の脳には未知の部分も多いわけですから、人間にだって、まだまだ伸び代があるかも知れないのです。そういう意味では、可能性を信じてトレーニングに励むことが大事だと思います。

メンタルウェルネストレーニング協会では、脳の力を最大限に引き出すために、**いかなる**

時も心穏やかに過ごして、しなやかに動けるようにコンディショニングをする＝メンタル・ビジョンの状態を整えることが不可欠であると考えています。

また、変化の激しい長寿の時代においては、できる限り長く「元気」でいることが、ますます求められるようになるでしょう。そして、「元気」は自分次第、脳の状態次第ですから、トレーニングによって向上させられるものでもあるのです。

これからも、ビジョントレーニングを通じて、「元気」な人を少しでも増やしていけるように努めてまいります。

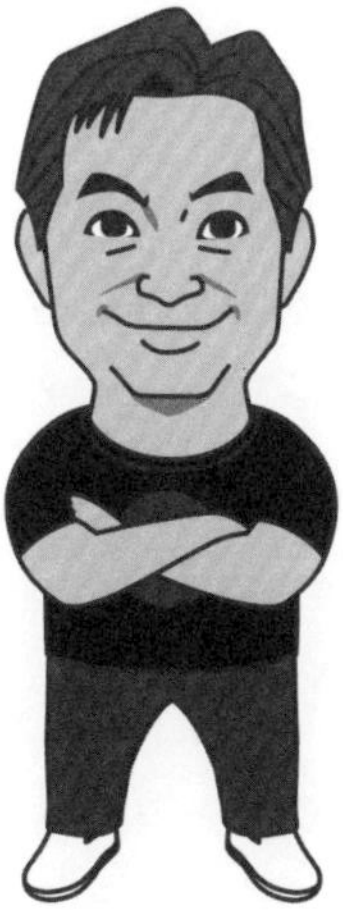

ビジョントレーニング3　ゆびさきどこだ?

左手をパーの形に開いて、頭の上の見えないところに持っていきます。そして、右手の人差し指で鼻先を触ったあと、頭の上にある左手の親指を触ります。 このとき顔は動かしません。

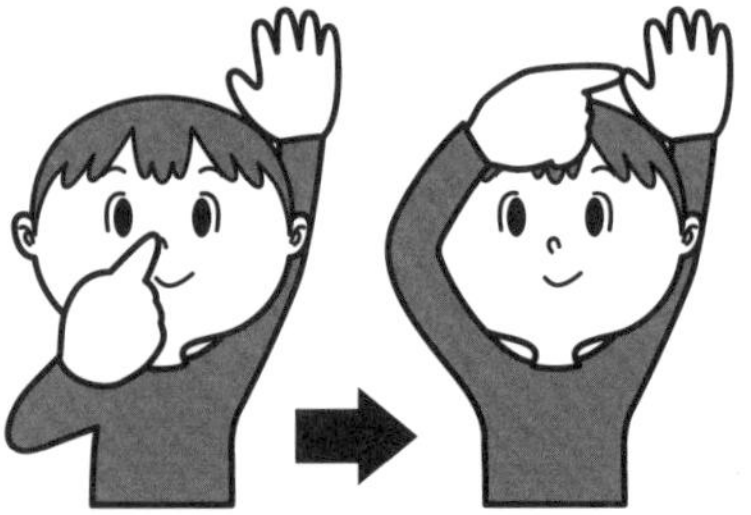

もう一度鼻先を触ってから、今度は左手の人差し指を触ります。続いて、鼻先→中指→鼻先→薬指→鼻先→小指と、順番に触っていきます。 そして、また小指から親指へと戻っていきます。
ちゃんとできているかをチェックしましょう。

右手でちゃんと全部触ることができたら、今度は手を変えます。
右手を開いて頭の上に持っていき、左手の指先で触っていきます。

うまく触れることが確認できたら、この体操を左右1日1往復ずつ続けましょう。 そうすれば、空間認識能力とともにイメージ力が身につきます。 すると、記憶力や創造力、考える力、コミュニケーション能力などが向上していきます。

5

岸浩児インタビュー！
ビジョントレーニングが「発達〜教育のあり方」を変える！

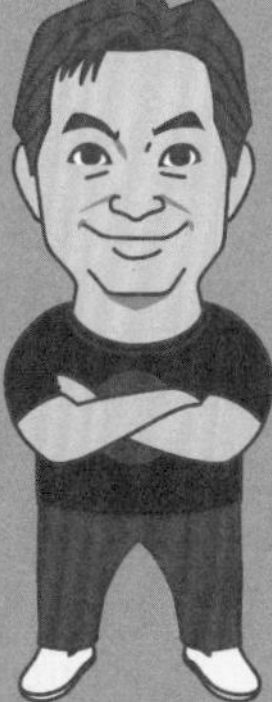

2020年4月発行、一般社団法人メンタルウェルネストレーニング協会の会員様向け機関誌「Mental Wellness vol.13」に掲載した岸浩児先生へのインタビューを、ロングバージョン版で掲載します！

◎テーマ

・子どもへの指導を目的とした受講者の皆さまに感じたこと
・一般の方やアスリートの方への指導を目的とした受講者の皆さまに感じたこと
・ビジョントレーニング推進委員会が目指すこと
・ビジョントレーニング1級資格者、インストラクター資格者の皆さまへ
・これからビジョントレーニングに取り組みたいと思っている皆さまへ

子どもへの指導を目的とした受講者の皆さまに感じたこと

——まず、お子さんのためのトレーニングを目的とした受講者、例えば、学校の先生や放課後等デイサービスの職員の方との交流の中で気づかれたことは何かありますか?

岸 正直に言いますと(苦笑)、そういった方ご自身にビジョンの問題が多いと感じました。偏った目や身体の使い方をされていて、「ぎこちないな」という印象を持ったことが多々あります。

——なるほど。

岸 ですから、ビジョントレーニング指導者2級資格認定講座の中でお伝えしているように、理論の理解と併せて、自分自身が、しっかりとビジョントレーニングを実践して成果を体感し、その上で、ご家庭や職場で指導するというのが、やはりとても大事だと思います。指導者が成果を体感するのは大きな意味があることですし、逆にそれがないと、それこそ「絵に描いた餅」になってしまいます。

――ただ、受講者の方にお話を伺ってみると、先生であれば生徒さんのため、保護者であればお子さんのためのように、「子どものため」という動機から参加されていて、自分のことは2の次、3の次に考えている方が、ほぼ100%だったように思います。

岸　「自分のことよりも子どものため」という気持ちは理解できますし、何かと忙しい時間をやりくりして講座に参加してくださった皆さまには、本当に頭が下がる思いです。また、「組織としてしなくてはいけないこと」と「子どもにしてあげたいこと」の間でジレンマを抱え、迷いや行き詰りを感じながら現場対応されている方も多数いらっしゃいました。そういう皆さまの努力に何とかお応えしたいという想いは強くあります。

――そうですね。

岸　組織の中では、「この子は、これくらいが限界だろう」というような、最初から枠を決めた見方や対応の仕方が中心になってしまうことが多いので、「こうやったら、もっと伸びるんじゃない?」などの意見は、なかなか聞き入れられないのではないでしょうか。でも、「子どもは、やれば必ず変わる。今できないのは、子どもの経験が不足しているだけ」ということを繰り返しお伝えしているので、受講後に現場で指導された方は、きっと、その言葉の意味を実感できていると思います。

——子どもに関わる方からは、「グレーゾーン」という言葉が何かにつけてよく出てきます。

岸　言葉の使い方を含めたことですが、現代の環境が引き金となって、さまざまな課題が引き起こされているのは事実でしょう。それでも、教室にお越しになられている方のお話を聞いてみると、「色々な種類の検査方法が増えたが故に、今までは問題とされなかった子どもも、そこに含まれるようになった。その結果として、保護者の不安が増してしまっている」というケースが、とても多いように思います。先日も、ある機関で検査を受けた結果、重度の自閉症と診断されて悩んでいる方がいらっしゃいました。

——岸先生から見ると、その子は、どのような状態なのでしょうか?

岸　確かにコミュニケーションは取りづらいけれども、会話は成立するし、「こんな取り組みをしよう」と提案すると、ちゃんと理解してやってくれます。全体的に見た場合、対人関係に課題があるというだけで、そこまで問題があるの?と感じているのが正直なところです。

――なるほど。

岸　最初の頃は、同じクラスの子ども達と離れた場所で、一人ぽつんとプリントなどをやっていたのが、今では、みんなと一緒にトレーニングをしています。単にコミュニケーションのきっかけを作るのが苦手なだけで、そんな子は、昔からそれなりにいましたよね。

――確かに。

岸　でも、重度の自閉症と言われたら、保護者はもちろん、本人も何となくニュアンスを感じ取って落ち込んでしまいます。それまでは、毎週楽しそうにトレーニングしていたのに、ある日ものすごく落ち込んだ様子で教室に来たので、理由を聞いてみるとそういうことだったのですが、正直なところ、何をもって自閉症と判断されているのか、よく分かりません。

――そうですね。

岸　そういう意味で、検査方法が増えたことが、結果として良くない方向に作用している気がして仕方ないのです。しつけレベルで改善できることを、「うちの子は発達障害だから」と放置する言い訳にしている保護者の方も含めてですけどね。まあ、うちの教室では、子どもは一律公平な立場で、悪いことは悪い、良いことは良いと特別扱いを一切しないため、厳しいと思われているかも知れませんが(笑)。クラスのみんなと、どうコミュニケーションするかを学ぶのも大事ですから、そこはきちんとしています。

――昭和っぽいですが(笑)大事ですよね。

岸　保護者の方が、「うちの子は、じっとしていられないんですよ」と何の気なしに高をくくっていても、実際にトレーニングをしていけば、クラスのみんなと一緒に取り組めるようになります。

――色々な検査も含めて、情報に翻弄されて不安になり、子どもにとって本当に必要なことが見えにくくなっているのだと思いますが、やはり大事なのは、子どもの力を信じることでしょうね。

岸　その通りです。

一般の方やアスリートの方への指導を目的とした受講者の皆さまに感じたこと

——一般の方やアスリートの方への指導目的でお越しになられた方は、いかがでしたか?

岸 スポーツに関わる方は、身体の動きはスムーズでも、ビジョンは使えていないということが多かったですね。

——なるほど。

岸 「自分でトレーニングをしてみたい」と興味を持って参加する方は、まあ当たり前と言えば当たり前ですが、どんどん成果を出していきますし、現場指導にも上手に繋げられていると思います。アスリートの方からは、「えっ!こんなことだけで、こんなに変わるんだ!」と驚かれることが多いです。どうも、ビジョントレーニング=複雑なトレーニングという思い込みがあるみたいなのですが、私が指導してきたプロアスリートでも、ビックリするくらい目を使えていない方が多くて、そこそこ使えていた方でも2人くらいかな。

逆に言うと、「よくそんな状態でプロになれたな!」と感じることが多いです(笑)。

——そうなのですね(笑)。

岸 アスリートの場合、競技によるクセがあるので、目も身体もバランスを崩しやすいのだと思います。ですから、シンプルな取り組みをするだけでも大きく変化しますし、また、良くも悪くも、競技の結果という形でフィードバックが早いので、こちらが何も言わなくても、どんどん積極的に取り組むようになります。

——プロアスリートなどは、最初から目を使えている方が多いのかな?という印象もあるかも知れませんが、そうではないのですね。

岸 そうではないです。「ビジョントレーニングをしたら、もっともっと伸びるのに」と思うプロアスリートが、色々なジャンルにたくさんいます(笑)。

——そういう意味では、子どもにしろプロアスリートにしろ、最初は上手に使えていないケースが、ほとんどなのかも知れません。

岸 子どもの頃に、ビジョントレーニングのベーシックな部分だけでも学べる仕組みがあれば、色々な意味で良化していくはずです。

――やはり、より多くの方に知ってもらうことが、まずは大事ですね。アスリートだけではなく、一般社会人においても情報処理能力が問われる時代ですし、ビジョンの問題からくるストレスを減らすことにも繋がりますので。

ビジョントレーニング推進委員会が目指すこと

――ビジョントレーニング指導者資格認定講座では、子どもからシニア、一般からアスリートまで、すべての層の方々に理解、実践していただくためのノウハウを伝えていますが、目だけではなく、身体も含めた全体のバランスを整えるという要素が強いですよね。

岸　そうですね。ビジョントレーニングの定義が、「人間の入力～思考～出力のサイクル全体を活性化する」であることからも分かるように、トレーニングの内容には、目だけではなく、身体や考え方などへのアプローチも含まれています。ですから、「アイトレーニング」

などという狭い範囲で捉えることは、本質的ではありませんし、大事なことを見落としてしまうという意味では、とてももったいないことだとも思います。

――はい。

岸　現場で指導される方には、トレーニングを実践した結果が良くても悪くても、そのすべてがエビデンスだよということをお伝えしたいです。第三者的な評価というのは、正直あまり役に立ちませんし、目の前で起こっていることに何よりも価値があります。トレーニングを実践する方と向き合って、「これが必要」と思う取り組みを提供したのであれば、必ず良い方向にいくはずですから、一喜一憂せず、長い目で堂々と指導して欲しいと思います。

――なるほど。

岸　例えば、ある取り組みを実践して思うような結果が出なかったとしても、それ自体が新たな発見という見方もできるわけです。実際、両眼視のトレーニングを行ったからといって、必ずしも両眼視の部分だけに結果が出るわけではなく、副次的に別の結果に繋がるケースも多々あります。

――そうですね。

岸 1+1=2のように限定して考える必然性はなく、1+1=3にも4にもなることがありますから、その人にとって必要と思う取り組みを、自信を持って指導すれば良いと思います。

――固定概念を外すということでしょうか?

岸 そうですね。最初はマニュアル通りにしかできなくても、経験を積めば「その人に最も必要な取り組み」が見えてくるようになるはずです。その段階でマニュアル通りにしかやらないのは、むしろ、指導者の怠慢です(笑)。必要に応じて、変えるべきところは変えていかないといけません。

――机上ではなく、経験を積み重ねることでしか得られないものがあるということですね。

岸 例えば、うちの教室には、もう10年以上ずっと通ってくれている人がいます。その人は、トレーニングの成果が出ないから続けているのではなく、通う目的が変化、進化して、常に更新されてきたからこそ通い続けているわけです。

――なるほど。

岸 それは、その時々で最適なトレーニングを提供できるように、担当トレーナー自身も経験を積んで成長してきた結果でもあるわけです。ですから、内容もさることながら、指導者は、とにかく多くの指導経験を積むことが、とても大事だと思います。

――指導者資格を取得された皆さまには、量を質に転換させるという意味でも、ぜひ多くの経験を積んで、素晴らしい指導者になっていただきたいと思います。

ビジョントレーニング1級資格者、インストラクター資格者の皆さまへ

――資格を保有されている皆さまとは、Ｚｏｏｍでの定期的な勉強会（指導者のためのビジョントレーニングフォローミーティング）や研究会などの場で、情報共有や意見交換を行っていますが、まずは1級資格を取得された方へメッセージをお願いします。

岸　1級資格では、「一般の方に向けたトレーニング指導」と「ビジョンチェックを含む体験会」が実施できるノウハウをお伝えしました。資格者の皆さまには、ビジョントレーニングを広める機会としても、また、自分自身の経験を増やす機会としても、まずは体験会などの開催に挑戦して欲しいです。

――では、次にインストラクター資格者の皆さまへメッセージをお願いします。

岸　インストラクターの方の中には、「教室」という形式で継続的な指導をされている方もいらっしゃいますが、そうした日常的なトレーニングから学べることは、本当にたくさんあります。ですから、日々の結果に対して、「何故こうなったのか？」という視点を持っていただきたいと思います。

――なるほど。

岸　もちろん、トレーニングがうまくいかなかった場合の改善も必要ですが、うまくいった場合でも、「良かったね！」で終わるのではなく、「なぜ良くなったのか？」を推測でも構わないので分析して、指導者としての小さな把握を積み上げていくことが大切です。

それが、トレーニングの可能性を広げていくことに繋がります。

——それを、定期的なミーティングや研究会などで共有し、意見交換を通じて更に可能性を広げていくことも含めてですね。

岸　現場の色々な事例が、トレーニングの質を高めていくために最も必要な要素です。そもそもの話として、ビジョントレーニングの考え方には仮説もたくさんあるわけですから、まだまだ分からないことが多いのですよね。

——科学的な根拠や裏づけは、もちろん大事ですが、そこに縛られて、結果的にトレーニングが小さくなってしまっては意味がないというか…

岸　そういうことだと思います。もし、すべてのことに対して明確な答えを示せるなら、巷のマニュアル本だけで指導が成立するはずですし、誰も困る人などいないはずですよね。でも、現実はそうではない。だからこそ、指導者講座にも多くの方がお越しくださっているわけです。

——その通りです。

岸　いずれにしても、現場は色々な試行錯誤の繰り返しです。でも、その試行錯誤がなければ、一部の固定した理屈が広まるばかりで、発展性が失われてしまいます。また、本当に効果的な対応策が見えなければ、社会的な認識も深まらなくなります。

――そうですね。

岸　そういう意味でも、インストラクターの方に限らず、資格を取得された方には、可能な範囲で講座の再受講をお願いしたいです。初めて受講された時の自分と、指導経験を積んだ後の自分では、内容の受け取り方が大きく変わると思います。何度も学ぶことで、過去に受講した時には理解できたと思っていた部分が、実はできていなかったと気づけたりすることもありますから、得るものは間違いなく大きいはずです。

――同じ話を聞いても、自分の成長に応じて気づくポイントは変わりますからね。

岸　自分も含めて、指導者の学びに終わりはありません。常に学び続けることで、自分が提供できるトレーニングの種類や質も、それに付随する成果や喜びも、どんどん大きくなっていきます。

これからビジョントレーニングに取り組みたいと思っている皆さまへ

——それでは最後に、これからビジョントレーニングに取り組みたいと思っている方へメッセージをお願いします。

岸　毎回の講座に全力投球で向き合っています(笑)。常に新たな経験をフィードバックさせているので、回を重ねるごとに講座の内容が濃くなっていると思います。

——更に濃くなる?(笑)

岸　はい(笑)。今までお伝えしてきた内容を、より詳しく、より分かりやすく伝えられるように再構築し続けています。受講していただければ分かることですが、指導者を目指す方であっても、そうでなくても、「なぜああいう風になったんだろう?」というような疑問に対するヒントが、たくさん得られると思います。私自身がそうであったように、それは皆さまの人生にとっても大きなプラスになるはずです。

【インタビュー:斉藤義生】

ビジョントレーニング4　ヘッドスイング

× 印を書いた紙を目の高さで壁に貼り、（もしくは部屋にある小さな目標物を × 印代わりにしても構いません）1m ほど離れて立ちます。

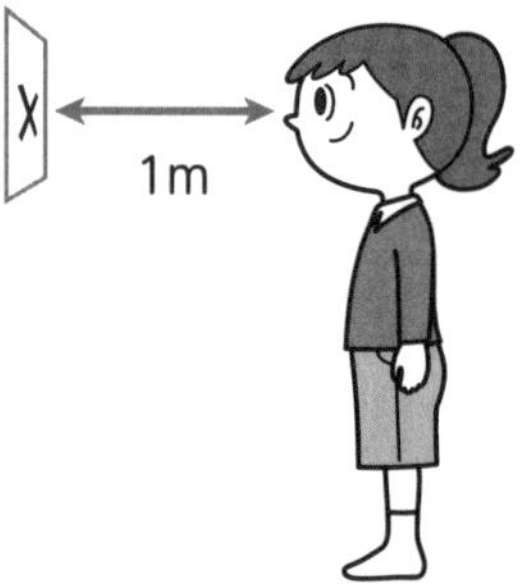

壁の × 印から目を離さないようにして、首を左右にゆっくりと振ります。

右 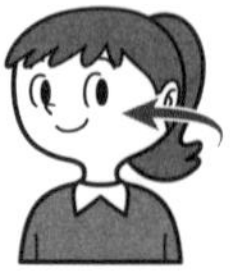 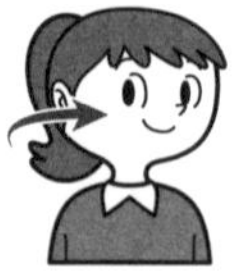 左

同様に × 印を見ながら、今度は首を上下にゆっくりと振ります。

上 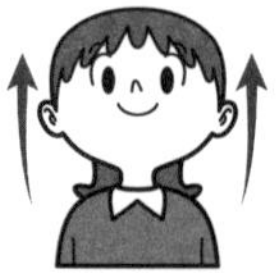 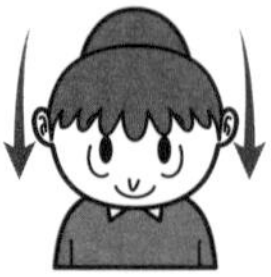 下

最後に、時計回りと反時計回りの首の動きをゆっくり行います。その間も目は × 印から離さないようにしましょう。

時計回り 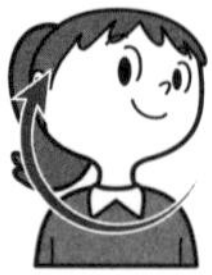 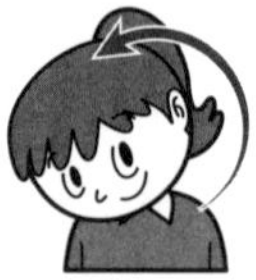 反時計回り

一人でも家の中で、目の動きをコントロールする基本的な眼球運動のトレーニングができます。親（指導者）は、子どもの両目が同じリズムで動いているか、頭の動きの有無をチェックします。

6　受講者の声

岸浩児先生の講座（※）を受講された方の声を一部ご紹介します！

※　メンタルウェルネストレーニング協会主催　ビジョントレーニング指導者2級・1級・インストラクター資格認定講座

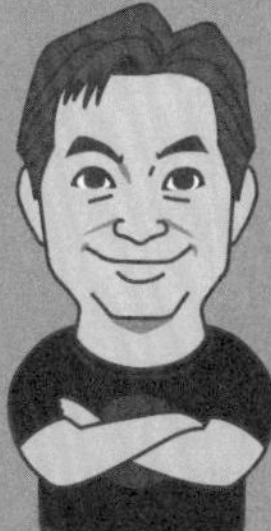

視野が広がったように感じました。無意識的に続ける事が大切だと知り毎日少しずつでも続けて行ければと思います。もちろん子ども達にも。

（女性・子どもサポートセンタースタッフ）

・・・・・・・・・・・・・・・・・・・・・・・・・・・・・

目の動作と認知能力を正しくできることで本来の能力を発揮できるということを少しでも実感できて嬉しかったです。

（男性・学校教員）

・・・・・・・・・・・・・・・・・・・・・・・・・・・・・

現場指導経験からの岸先生のお話は実際にやっている方の真実味があり、インターネットや本では得られない大変役に立つ内容でした。ありがとうございました。

（男性・自営業）

・・・・・・・・・・・・・・・・・・・・・・・・・・・・・

子どもの時に体を動かすことが大切だとわかりました。もっと早くに知っていれば自分の子育てに役立てることができた・・・と思いました。楽しい取り組みでした。ありがとうございます。

（女性・学校教員）

・・・・・・・・・・・・・・・・・・・・・・・・・・・・・

自分自身がほとんど右目だけで見ている事に気づきびっくりしました。また少しのトレーニングで少なからず改善が実感できたことに、もっと驚きました。

（男性・子どもサポートセンタースタッフ）

……………………………………………

自分が楽しく実感しながら経験できたのがよかったです！ただ本を読むだけとは得る量が違いました。ありがとうございました。

（男性・小学校教員）

……………………………………………

実際の指導を考え、その道筋を理解する事ができました。さまざまな環境の方々に出会えトレーニングの目的や活動を知れる良い機会でした。

（男性・眼鏡メーカースタッフ）

……………………………………………

2級～1級と受講してビジョントレーニングの必要性を一層感じる事ができました。リラックスしながらの2日間でしたので、あっという間でした。

（女性・特別支援教育アドバイザー）

……………………………………………

実践的な、かつ具体的なお話をいただきありがとうございました。やっぱりビジョントレーニングはすごいな～と思いました。また自分の実践が不足していると感じました。まずは自分のビジョン磨きからだと思いました。

（男性・臨床（公認）心理士）

・・

とても楽しかったです。2日間ありがとうございました。学校で会う子どもたちに、もっと良い支援はないかなと、いつも思っていたので、今回1級講座でビジョンチェックのアセスメントから現場指導まで学ぶことができて、とても嬉しかったです！またインストラクター資格を取りに来ます！

（女性・小学校教員）

・・

1級講座では具体的なビジョンチェックや、プログラミングの方法を理解し体験できたので、すぐにでも実践をしてみたいと感じました。

（男性・コンディショニングコーチ）

・・

ビジョントレーニングをする上でのビジョンチェックの仕方、そして目に不都合があると、どんな問題や生きづらさがあるのかを知る事ができ大変勉強になりました。斜視と診断されている児童が身近にいるので早くトレーニングを伝えてあげたいです。大変勉強になる2日間でした。ありがとうございました。

（女性・小学校教員）

対象者に対してどのようにアプローチして行くのか？課題の提示の仕方などを学ぶことができました！実際にトレーニングを体験することでいろいろな思考、目、体の部位などを使い活動できることがわかりました。

（女性・児童心理相談室スタッフ）

子ども達の「楽しい！」「やりたい！」という想いを大切にしていきながら大人の工夫がとても重要だということを改めて感じました。

（男性・学習塾スタッフ）

とても参考になりました。「原始反射の残存」このことが今受け持っている特別支援教育の根本的な解決法になるのではないかと思います。今後の指導に活かしていきたいと思います。

（女性・特別支援学校教員）

「感覚統合」という言葉の意味がいまいちよくわかっていなかったのですが今回の講座で腑に落ちました。

（女性・小学校教員）

・・・・・・・・・・・・・・・・・・・・・・・・・・・・・

感覚統合〜思考などさまざまなカテゴライズがあるが、最終的には全てつながっていると思うと腑に落ちた。今回の講座で強く感じたのは「内発的に取り組めるように指導するのが仕事」ということでした。ありがとうございました。

（女性・放課後デイサービススタッフ）

・・・・・・・・・・・・・・・・・・・・・・・・・・・・・

今までずっと本で学んだ内容で指導していましたが、それがいかに表面的だったかを認識しました。本当に参加して良かったです。

（女性・教員）

・・・・・・・・・・・・・・・・・・・・・・・・・・・・・

子どもが教室に通いビジョントレーニングを受けているのである程度は知っているつもりでしたが、実際に受けてみて目からうろこが落ちる思いでした。さらに子供にいい刺激を与える事の出来る行動や遊びを子どもと続けて行きたいと思います。

（主婦）

・・・・・・・・・・・・・・・・・・・・・・・・・・・・・・・・・・・・・

発達支援、感覚統合がいかにビジョントレーニングと結びついているかを知る事ができました。これから現場で指導するのとても楽しみです。とても楽しい2日間でした。ありがとうございます！

（男性・放課後デイサービススタッフ）

・・・・・・・・・・・・・・・・・・・・・・・・・・・・・・・・・・・・・

発達障害、愛着障害などと言われているもののほとんどの原因が目にあり困っているが自分では認識、解決できず結果として二次的障害が起こっている気がしました。もっと勉強して自分のものにしないと生徒に申し訳ないと思いました。

（男性・教員）

・・・・・・・・・・・・・・・・・・・・・・・・・・・・・・・・・・・・・

1日目に脳がすごく疲れたような気がして帰りの車の運転が不安でしたが、気がついたら家に着いていました(笑) 結果としてトレーニングで目が鍛えられ運転が楽だったんだと思います。1級も受けたいです！

（女性・エステティシャン）

・・・・・・・・・・・・・・・・・・・・・・・・・・・・・・・・・・・・・

いろんな体験ができてとても楽しかったです。「思考することとはどういうことか？」感覚統合とは?・・」ということが今回自分の中ですっきりと納得できました。楽しくトレーニング、コンディショニングを継続して行けるよう私自身も学びを継続して行きたいと思います。

（女性・教員）

・・・・・・・・・・・・・・・・・・・・・・・・・・・

以前「原始反射」という事を学んだのですが、今回は「いかに順にステップを踏んでいくのが大事か」がわかりました。同時に今迄はそれを考えずに高度な事を無理強いしていたかもしれないな、と思いました。すべてが勉強になりました。明日から実践します！本当にありがとうございました。

（女性・一般）

・・・・・・・・・・・・・・・・・・・・・・・・・・・

本当に大きな学びを得た2日間でした。今後自分を自由に表現できるような子どもを増やして行けるよう療育の中で伝えて行きたいと思います。ありがとうございました！

（男性・発達支援スクールスタッフ）

・・・・・・・・・・・・・・・・・・・・・・・・・・・

本当に有意義な時間でした。特に自分たちでプログラムを作成し実践できたことが非常に良い経験となりました。今回学んだことをさらにバージョンアップさせて継続指導して行きたいと思います。

（男性・学校教員）

・・・・・・・・・・・・・・・・・・・・・・・・・・・・・・・・・・・・

2日間とても充実した内容でした。指導者が頭に入れておくべきポイントなど、資料も含めとても参考になりました、ありがとうございました！

（男性・野球コーチ）

・・・・・・・・・・・・・・・・・・・・・・・・・・・・・・・・・・・・

今まで探り探りでやっていたトレーニングの内容が前より固まりそうです！放課後デイのトレーニングでどのように対応するのが望ましいのか？いろいろとイメージが拡がりました。

（男性・放課後デイサービス職員）

・・・・・・・・・・・・・・・・・・・・・・・・・・・・・・・・・・・・

2級講座から数えて計4日間、1回も眠たくなりませんでした！学校現場で自分に関わる子どもだけにトレーニング指導をするのは惜しいなぁと思いました。他の先生方にも理解していただけるよう体験会を実施します！ありがとうございました！

（女性・学校教員）

楽しく学ぶことができました! 夕食会の席で放課後デイサービスの方が、子どもを通して教員をどう見ているか?などの意見も聞く事ができたり、多くの異業種の方と話す事ができる機会としても、とてもよかったです!

（男性・特別支援学校教員）

楽しく有意義な時間を過ごす事ができました。実際に体験できるのでわかりやすく「こうすればいいのか?」や逆に「こうすればダメだな」という内容を実感として感じる事ができました。ありがとうございました。

（女性・放課後デイサービススタッフ）

今後に向けては対象クライアントを想定してのプランニングの難しさを感じましたが、2級よりもさらに深い学習内容で学びたかったことが学べました。とても楽しい講座でした!

（男性・放課後デイサービス・経営者）

アットホームな雰囲気で楽しく学ぶことができました。またさすがに1級の講座で参加者の知識、経験、意欲が高くて自分ももっと真剣に取り組まなければ・・と刺激を受けました。原始反射のチェックの仕方がわかったことも収穫でした。ありがとうございました。

（女性・公立小学校職員）

・・・・・・・・・・・・・・・・・・・・・・・・・・・・・・・・・・

とにかく楽しかったです！理解が深まりより具体的な指導についてイメージする事ができるようになりました。今後、地域において「どのように説明して理解してもらおうか？」などについて考えておりましたが、実際に子どものトレーニングしている様子を見てもらう事がいちばんわかりやすいな、と改めて感じました。ありがとうございました！

（女性・ビジョン教室開設予定者）

・・・・・・・・・・・・・・・・・・・・・・・・・・・・・・・・・・

座学だけでなく実践して学ぶことができたので楽しく理解できました。自分では動かしているつもりでも実際には「目が動いてないな」と感じる事も多々。まずは日々自分のトレーニングから始めて子ども達に伝えようと思います。

（女性・中学校教員）

・・・・・・・・・・・・・・・・・・・・・・・・・・・・・・・・・・

小学校の通級指導をしていますが、前の先生が置いて行ったものを手探りで継続していましたが、本日の講座を受けて理論や実践法をくわしく知る事ができたのでとってもよかったです！ 2学期の指導に成果が出るよう活かして行きたいと思います。

（女性・小学校教員）

・・・

初めてビジョントレーニングをキチンと学べてよかったです！ 自分の仕事内容、幅を広げていくための大きな可能性を感じました！ とにかくおもしろく興味深い内容だったので、引き続き学んでいきたいと思います。

（男性・スポーツトレーナー）

・・・

独学で視覚、視知覚について学んできましたが、知人に聞き参加しました。知識と照らし合わせながら実践を行う事で、「実践的な知識」として学ぶことができました。次回もよろしくお願い致します。

（男性・大学生）

あとがき

今のビジョントレーナーと言われる立場になって数年が経ち、色々とトレーニングを行っていた中で何故か改善しないケースに気付き、眼のことだけではなく脳や身体、神経、発達のことについて改めて自分なりに学んでみて分かったことが我が国の世間一般の認識として目とは視力の良し悪しを除き、「皆が共通して正しく見えているもの」として、その前提で色々な物事が考えられ作られている事に気付き、多大な違和感を抱いており、それらの内容は現在、私が担当しているセミナーなどで可能な範囲でお伝えしてきました。

我が国では眼の良し悪しを語る場合の基準は視力以外に無いと言っても過言では有りませんが、欧米では「オプトメトリスト」と呼ばれる国家資格を持った視機能専門のドクターが存在し、視機能に問題を抱えている方々に対処して、我が国とは比べ物にならないケアが行われ様々なトレーニングの環境が与えられています。

人の能力は脳からの指令によるものです。それも様々な経験の積み重ねによるものです。その経験も物事が正しく見えていなければ正しく経験できるものではないですが、我が国の現状は視機能の不全なだけの子供たちに、視機能のケアの場すら与えられず、それどころかその事実を見過ごされ取り残されている現状を、セミナー受講者以外の皆様にも知って頂きたいと思い、この本の出版に踏み切りました。

これまでは出版のお誘いは辞退していたのですが、私の思いをほぼそのまま掲載しても良いとのことでしたので、今回はお引き受けいたしました。

トレーニングの内容が少ないのは本を見て行っても、それが正しいのか間違えてるのかが解らないといった声をセミナーの受講者から沢山頂いていたので、誤解が生じないようにトレーニング方法などは必要最小限に止め、できるだけ「ビジョントレーニングとはどう言うものなのか」が解るような内容にしております。

トレーニング方法は実際に指導されてるお近くの信頼のおける指導者に実際にトレーニング指導をして頂くか、実践的なセミナーを受け体験して頂くことをお勧めします。

この本を少しでも多くの方々に読んでいただき、視機能不全で今まで誰にも気付いてもらえずに困っている人々のお役に少しでも立てる事が私の願いです。

最後にこの本の出版にご尽力頂いた皆様に心から感謝いたします。

岸　浩児

解説

メンタルウェルネストレーニング協会 会長　工学博士　志賀 一雅

本書で解説されているビジョントレーニングはお気づきと思いますが、とてもシンプルなもので時間を割いてまで行う必要はないのですが、日常生活の子供の成長過程で本来なら遊びの中で自然に身につく機能なのに遊び方が変わってしまい、結果として身に着けるチャンスがなくなってしまったので、それを補うために行うことを提案しています。だから、個人差が大きく、すでに身についた子供はいとも簡単にできますし、まだ身についていない子供はなかなか苦労します。

その中で特に目はデリケートですから、そこを調整するウェイトは大きくなりますが、目の働きと併せて、思考や身体の動きも含めた「総合的なトレーニング」がビジョントレーニングなのです。また、それらは「先天的に備わっているもの」ではなく、「体験で身につけていくもの」であり、だからこそ、生活環境が大きく影響しているのです。

まずは身近なお子さんからトライし、お友達へと広げてトレーナーとして活動の範囲を広げていただければ多くの人を救うことになると思います。目は、脳の一部であり、身体とも連動しています。「目がうまく動けば、身体もうまく動きます」また「メンタリティーと、どう関連するのか?」を考えてアプローチすれば、同じビジョントレーニングを行っていても、成果は大きなものとなります。

各種情報

認定講座・講師派遣・トレーニング施設

ビジョントレーニング資格認定講座

「ビジョントレーニング」の理論と実践方法、指導ノウハウをお伝えし、ビジョントレーニングの個人使用から、指導プログラムを用いた教室運営に至るまで、目的に合わせた資格取得が可能な認定講座です。

ビジョントレーニング

指導者2級資格認定講座

※ 資格認定は、全４回プログラムを修了した申請者のみ任意。

基礎的なビジョントレーニングを家庭や学校などで活用したい方を対象とした講座

❶両眼視編（眼球運動・両眼のチームワーク・ピント合わせ）

❷周辺視野・動体視力編

❸感覚統合編（粗大運動・固有受容・原始反射・前庭システム・目と手の協調性）

❹思考編（視覚思考・論理的思考→記憶、図と地の分化、空間認識）

講座時間	4回プログラム：各3時間
受講対象	一般：初めての方も受講可能 ／再受講者

ビジョントレーニング

指導者1級資格認定講座

より深い内容でビジョントレーニングを学びスポーツ指導や教育に活用したい方を対象とした講座

講座時間	2日間　1日目：7時間（講座後懇親会）／ 2日目：8時間（昼食休憩1時間含）
受講対象	指導者２級資格認定者／再受講者

ビジョントレーニング

インストラクター資格認定講座

継続的にトレーニングができる教室等において指導・運営していきたい方を対象とした講座

講座時間	2日間　1日目：7時間（講座後懇親会）／ 2日目：8時間（昼食休憩1時間含）
受講対象	指導者１級資格認定者（法人正会員登録の所属者）／再受講者

メンタルウェルネストレーニング資格認定講座

メンタル改善・向上に効果的なトレーニング法として体系化されたメンタルウェルネストレーニングの個人使用から、指導プログラムを用いた教室運営に至るまで、目的に合わせた資格の取得が可能な認定講座を開催しています。

メンタルウェルネストレーニング 基礎課程認定講座

基礎的なメンタルトレーニング法を学んで自分自身の生活に取り入れたい方を対象とした講座

講座時間	3時間　※DVDで学べる通信教材も販売しています。
受講対象	一般：初めての方も受講可能 ／再受講者

メンタルウェルネストレーニング 指導者2級資格認定講座 ※資格認定は、申請者のみ任意。

家庭や所属団体内で活用できるMWTのノウハウを学んで指導したい方を対象とした講座

講座時間	7時間（昼食休憩1時間含）
受講対象	一般：初めての方も受講可能 ／再受講者

メンタルウェルネストレーニング 指導者1級資格認定講座

MWTのノウハウを活用した個別指導や勉強会・講座などを開催したい方を対象とした講座

講座時間	2日間　1日目：5.5時間（講座後懇親会）／2日目：8.5時間（昼食休憩1時間含）
受講対象	指導者2級資格認定者／再受講者

メンタルウェルネストレーニング インストラクター資格認定講座

継続的にトレーニングができる教室やサークル等を指導・運営していきたい方を対象とした講座

講座時間	7時間（昼食休憩1時間含）
受講対象	指導者1級資格認定者（法人正会員登録の所属者）／再受講者

トレーニングを実践できる施設について

以下の施設でのトレーニングが可能です。ぜひご希望の教室までお問い合わせください。

※トレーニング内容は施設により異なります。ご希望の方は直接お問い合わせの上、詳細をご確認ください。

Ⓐ MWT協会認定の法人正会員インストラクターが指導を行う施設

Ⓑ MWT協会が運営するフランチャイズ教室「ウェルネストレーニング教室」

Ⓐ

MWT協会認定の法人正会員インストラクターが指導を行う施設

メンタルウェルネストレーニング（MWT）協会のオフィシャルWEB「トレーニング施設のご紹介」ページをご覧ください。

一般社団法人
メンタルウェルネストレーニング協会

トレーニング施設のご紹介

https://mentalwellness.jp/training-info/

B

MWT協会が運営するフランチャイズ教室
「ウェルネストレーニング教室」

ウェルネストレーニング教室のオフィシャルWEB
「全国の加盟教室」ページをご覧ください。

WELLNESS TRAINING
〜脳のコンディショニング・メンタル & ビジョン〜
ウェルネストレーニング教室

全国の加盟教室
https://wellnesstraining.jp/school/

「ウェルネストレーニング教室」オフィシャルWEB　https://wellnesstraining.jp/

●「ウェルネストレーニング教室」とは

2021年4月に、MWT協会内に設立された
「ウェルネストレーニング教室事業本部」が
運営するフランチャイズシステムです!

個人で教室運営を行うよりも無理なく教室運営を行いたい方々にご参加いただける流れを構築し、ご参加いただく皆様がさまざまな意味での相乗効果を見出せる本当の意味での「アソシエーション＝協会」活動としてメンタル＆ビジョントレーニングを広めて行きたい＝日本に定着させたい、という目的で全国での加盟教室を募集しております。
岸浩児先生が「ビジョントレーニング首席学術指導」を担当し、さまざまなノウハウをお伝えします。
教室開設にご興味をお持ちの方は、ぜひご参加ください!

◎一般社団法人メンタルウェルネストレーニング協会　概略

メンタルウェルネストレーニング（MWT）協会は、メンタルトレーニングを軸に、人間が持って生まれた本来の脳の機能＝脳力を回復させる方法と、それを高める方法（脳力トレーニング）を究明し、且つ、社会に役立つ形で広く世の中に提示することを主旨として活動している。

メンバー

会　　長：志賀 一雅　プログラム総合監修者・工学博士・脳力開発研究所 相談役

副 会 長：住友 大我　MWT首席指導講師・脳力開発研究所 所長

代表理事：斉藤 義生

理　　事：中山 淳子　ママの輝く明日を応援するDomani（ドマーニ）代表

常任委員

山陽支局長：三鍋 和美　認定上席指導講師

九州支局長：平 真理子　認定上席指導講師・イプラスジム北九州代表

北陸支局長：宮谷 伸一　認定主任指導講師・イプラスジム福井代表

東京支局長：住友 大我

顧問
松村　浩道　一般社団法人 日本レジリエンス医学研究所代表理事・スピッククリニック院長
佐藤　和彦　日本工学院八王子専門学校 キャリアサポーター
北口　良平　日本バスケットボール協会公認コーチ・芦屋大学特任教授
石黒　哲明　株式会社日本M&Aセンター 執行役員

主な活動内容
脳力トレーニングに関する勉強会の開催（主催および講師派遣）
脳力トレーニングに関する認定講座の開催および指導者の育成
脳力トレーニングを指導する協会員への日常的アドバイス
脳力トレーニング教材の開発
正会員・賛助会員の募集
機関誌の発行
情報交換および交流のためのネットワーク構築（ポータルサイト他）
関係団体との親睦および提携

◎ビジョントレーニング推進委員会

ビジョントレーニング指導者資格を認定する組織として、メンタルウェルネストレーニング協会内に2019年に設立された。「ビジョントレーニングを通じて脳力トレーニングの更なる活性化を目指す」という主旨で活動を進めており、指導現場に携わる現役のトレーナーや講師を主なメンバーとしながら、日々ノウハウの共有と内容の改善を図っている。

メンバー
委　員　長：岸 浩児
副委員長：宮谷 伸一
委　　員：松本 加寿美　元公立中学校教員
委　　員：迫本 昌治　元プロボクサー・ボディランゲッジラボ代表
委　　員：住友 大我

主な活動内容
ビジョントレーニングに関する勉強会の開催（主催および講師派遣）
ビジョントレーニングに関する認定講座の開催および指導者の育成

ビジョントレーニングを指導する協会員への日常的アドバイス
ビジョントレーニング教材の開発

ちゃうねん。そうじゃないねん。
目がうまく使えてなかっただけやねん！

2021年4月1日　初版　第1刷発行
著　者　岸　浩児
発行者　斉藤　義生
一般社団法人メンタルウェルネストレーニング協会
〒542-0012 大阪府大阪市中央区谷町7-2-14 サル・ビル
TEL 0120-441-664　FAX 0120-441-699

発行元　株式会社エコー出版
〒196-0033 東京都昭島市東町 1-16-11
TEL 042-524-8181　FAX 042-527-4193

印刷・製本　株式会社ハタ技術研究社

ISBN978-4-910307-08-4　Printed in Japan